骨科专家说
儿童科学长高

姚京辉 著

SPM 南方传媒 广东科技出版社
全国优秀出版社
广州

图书在版编目（CIP）数据

骨科专家说儿童科学长高 / 姚京辉著 .—广州：广东
科技出版社，2023.8　（2023.9 重印）
　ISBN 978-7-5359-8102-8

　Ⅰ.①骨… Ⅱ.①姚… Ⅲ.①儿童—身高—生长发育—
基本知识 Ⅳ.①R339.31

中国国家版本馆 CIP 数据核字 (2023) 第 116120 号

骨科专家说儿童科学长高
Guke Zhuanjia Shuo Ertong Kexue Zhanggao

出 版 人：严奉强
策划编辑：高　玲
责任编辑：高　玲　涂子滢　杜怡枫
装帧设计：云想文化
封面设计：集力書裝　彭　力
责任校对：李云柯
责任印制：彭海波
出版发行：广东科技出版社
　　　　　（广州市环市东路水荫路 11 号　邮政编码：510075）
销售热线：020-37607413
https://www.gdstp.com.cn
E-mail：gdkjbw@nfcb.com.cn
经　　销：广东新华发行集团股份有限公司
印　　刷：广州市东盛彩印有限公司
　　　　　（广州市增城区新塘镇太平洋工业区十路 2 号　邮政编码：510700）
规　　格：787 mm×1092 mm　1/16　印张 15.75　字数 260 千
版　　次：2023 年 8 月第 1 版
　　　　　2023 年 9 月第 2 次印刷
定　　价：59.80 元

如发现因印装质量问题影响阅读，请与广东科技出版社印制室联系调换
（电话：020-37607272）。

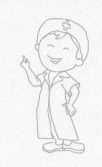

推荐序 1

多年来，我国卫生健康事业从"以治病为中心"向"以人民健康为中心"迈进，健康中国建设迈出坚实步伐。南方医科大学第三附属医院积极整合医疗及体育的相关资源，推动训练、健身和健康的深度融合，在"体医融合"方面积攒了丰富的实践经验，儿童骨科作为面向青少年运动的保健、治疗、康复对口科室，发挥着重要的作用。

从年龄范畴来看，儿童骨科属于"哑巴科"。儿童往往不会表述病情，也不能像成人一样配合检查和用药。骨科医生最常对家属说的一句话就是："早发现、早诊断、早治疗，预后效果更好。"这就需要家长具备相关知识，才能在生活中发现孩子的一些异常症状，比如异常的步态和姿势。

姚京辉医生的《骨科专家说儿童科学长高》，将多年临床实践与儿童生长发育内容有机结合，在经验上具有独创性。从骨科医生的视角看，在儿童生长发育期，确保骨骼健康生长，能一定程度上促进身高的增长；与此同时，合理的身高可以使骨骼承受正常的负荷，减少脊柱侧弯、骨质疏松等骨骼疾病。此外，骨科医生还会从专业角度关注孩子们的形体问题，正确的姿势可以避免不正确的骨骼应力分布，减轻骨关节的损伤，并有助于维持良好的身体机能。如果一位家长十分重视孩子身高发育，在注重饮食、运动、睡眠、心理健康的同时，还会关注孩子的骨骼健康情况，可以说这位家长是非常有远见的。

当然，在进行任何身高管理与形体矫正措施时，都需要以保护健康为前提，并在医生的指导下进行。本书作为国内第一本"儿童骨骼长高"科普书，将帮助家长了解真正科学有效的身高、形体、骨骼健康管理方法，规避不合理、盲目或非法的身高干预。

身体强健是祖国下一代成长的根基，只有具备强健的体魄，才能承载更多的知识，为祖国贡献力量。从长远看，《骨科专家说儿童科学长高》是一本夯实全民健康根基的好书，期盼读者能从中获取权威科学的儿童健康成长方案。

南方医科大学第三附属医院院长

广东省骨科研究院运动医学研究所所长

荣获"国之名医"称号、广东省医学领军人才

SICOT 中国部运动医学分会副主任委员

中国医师协会骨科分会常委

广东省医学会关节外科分会主任委员

骨科、运动医学主任医师、教授、博士生导师

蔡道章

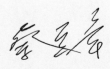

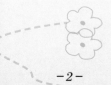

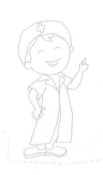

推荐序 2

《中华人民共和国国民经济和社会发展第十四个五年规划和 2035 年远景目标纲要》提出，到 2035 年要建成体育强国、健康中国，体育已成为中华民族伟大复兴的标志性事业。从中小学体育成绩比重逐年上升到运动技能兴趣班蓬勃发展，体育教育正成为近年来的新热点。通过科学体育锻炼强身健体的效果毋庸置疑，适当的体育运动，可以促进祖国下一代茁壮成长。

作为一名篮球教练，我在工作中会接触大量篮球运动"好苗子"。这些优秀的小运动员们不仅在身高上有先天优势，经过长期的体能训练后，身体素质也较之前有显著提高，身高优势也会更明显。这是因为，篮球运动能够通过垂直刺激生长板，拉伸和扩张肢体从而增加身高，还能提升身体对抗能力，提升内心承受力，增加骨的强硬度，增加身体的灵活性和协调性。

一系列强化身体素质的方案并非为篮球运动员独享。取其精华部分，相关长高方法同样能惠及所有正处于生长发育期的孩子。姚京辉医生《骨科专家说儿童科学长高》介绍了一份孩子们普遍适用、日常易操作且成功率极高的长高方案，其中就有与打篮球类似的、通过刺激骨骼促进身高增长的运动方法。

除了运动，科学的身高管理还包括均衡的营养摄入、充足有效的睡眠、良好的情绪管理、端正的体态习惯等方面。值得一提的是，书中防治体态问题、骨骼疾病、骨骼损伤等知识点，不仅是许多专业运动员的必修课，也值得所有关注孩子身高发育、身体健康的家长们阅读学习。如此，祖国的未来能以强健之体魄，筑健康之中国。

CBA 广州龙狮篮球队总教练

郭士强

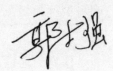

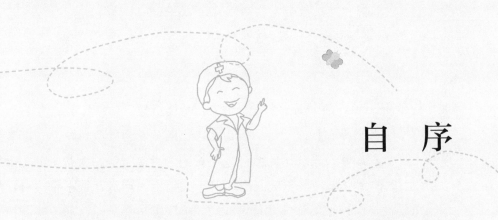

自 序

帮助孩子健康成长，是全天下家长的愿望

各位家长好，首先感谢你对我的信任，以书为联结，将孩子的生长发育交付于我手上，与我共同促进孩子茁壮成长、健康长高。也希望本书中的长高知识能给孩子带来健康强壮的体格，给你带来无限宽慰。

先来说说我的情况吧。

我是南方医科大学第三附属医院（广东省骨科医院、广东省骨科研究院）儿童骨科长高与形体矫正专家，临床经验长达 20 年。抛开专业身份，我与你一样，也是一名为孩子身高挂心的家长。

许多家长都听过遗传靶身高计算公式（本书第一章第一节中有详细介绍）。通过计算，我儿子的遗传预测身高应该在 168～183 cm，平均身高就是 176 cm。帮助孩子达到甚至超过遗传靶身高最高值，成了拥有儿童骨科专家和爸爸"双重身份"的我最大的挑战和乐趣。

目前的成果很不错！我的儿子现在 14 岁半，身高 185 cm，体重 75 kg。相同的促高方法在小女儿身上也同样效果显著，目前小姑娘的身高已超标准平均身高 3 cm。两个孩子都发育健康，身姿挺拔，体格标准。

可怜天下父母心！孩子健康成长比自己的成功更让我快乐！与所有的家长一样，我如此重视孩子的身高，不仅因为身高优势给人带来的"附加价值"，更在于身高是孩子健康成长的一大指标。毕竟，谁不希望自己的孩子身姿挺拔、体形匀称、体质健康呢——这也是本书即将赠予所有孩子的健康礼物。

说了这么多，并非自夸。而是希望你能理解，如果连我自己的孩子都不能做到科学助长，我所讲授的知识又怎么能让大家信服呢？又如何能帮助全国的孩子们突破遗传靶身高呢？

每次门诊我都要延时 2 ～ 3 h，面诊无数由焦心家长陪同前来的小患者。我也由此见过无数病例，有的因发育迟缓、骨骼疾病、内分泌疾病等导致身高绝对值不达标；有的因 O 形腿、脊柱侧弯等形体异常导致身高相对较矮；还常见一些家长认为自己身高矮是因为小时候没吃好，因此现在拼命地给孩子补营养素，让孩子进行过度的运动，最后导致孩子关节损伤，连体育课都上不了！

其实，绝大部分孩子长不高，核心问题在于饮食结构与数量不合理，以及缺乏刺激生长板的纵向运动。合理饮食和科学运动，可以说是长高的关键指标。我常把科学助长比作建高楼，如果缺乏建筑材料与施工队，纵使建筑师设计的建筑蓝图再好，也无法把楼房建高、建好。

我长期致力于促进儿童生长发育、儿童科学助长等相关科普工作，为全国各地儿童制订身高增长方案。说几个常见的小案例：

某个孩子身材矮小、O 形腿。其父母非常焦虑，认为是孩子小时候穿

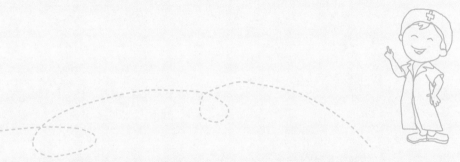

尿不湿导致的腿形异常，并长期给孩子穿戴矫形支具。经过一系列的检查和诊断，我发现孩子弯腿的病因是缺乏维生素D引起的佝偻病。经过补充维生素D与正确佩戴矫形支具，结合科学的运动长高处方，孩子的腿形越来越直，绝对身高与相对身高都有了明显的增长。

另一个孩子因长期用错误的姿势伏案学习，形成了颈部前探、脊柱侧弯、骨盆倾斜等一系列异常体态。他测量身高时有175 cm，但由于经常含胸驼背，以至于身边人都误以为他只有165 cm。在我的指导治疗下，孩子进行了一系列矫正体操训练与矫形支具辅助治疗，最终纠正了不良体态，体格健康、身姿挺拔。

以上种种门诊经历，均是我从儿童骨科临床角度为孩子助长、为家长排忧解难的强大动力！

同时，我的妻子陈云老师是高级医学护理专家，也是护理硕士研究生导师、副主任护师，更是两个孩子的母亲。作为合作无间的生活伙伴，我俩结合育儿喂养、身高管理等方面的经验，整合了医学、科学运动长高，骨骼健康，心理护理等各方面的知识，撰写了这本科学助长科普书，期待各位家长从大量真实的科学身高管理案例中，学到切实有效的育儿知识。

本书中既有较为基础的儿童身高管理科普知识，如助长针的利弊分析等，根据家长们最常咨询的具体问题进行系统讲解，内容细节上会比市面上的其他书籍更为丰富和具体，同时也有我独创的身高管理相关理论和具体方法，比如"相对身高矫正法"等，其中包括科学运动长高、科学喂养与睡眠、医学体态管理、情绪管理与挫折教育、服饰着装管理等。这些方法在我的孩子身上得到了有力的验证，希望也能对其他孩子有所帮助。

最后，我要感谢所有参与和支持本书制作的老师们。无论是专家学者提供的宝贵知识，还是编辑团队的辛勤工作，都为本书的完成做出了重要贡献。

在南方医科大学第三附属医院党委书记许明辉、儿童骨科孙永建主任及各级领导们的大力指导和帮助下，我们得以借助广东省骨科医院这个大平台将成熟的儿童骨科科学技术与长高知识通过"互联网＋传统科普书籍"的方式广泛地传播出去，更为我们的"青少年长高与形体矫正研究中心"争取了政策和资金支持。同时，我也要衷心感谢每一位读者，正是因为你们的关注和支持，才让这本书得以问世并发挥它的价值。

今后，我希望和专家团队们一起，将祖国的下一代身高再提升 10 cm，身体素质提升 20%，将成熟的儿童骨科技术传播到祖国的每个角落，将那些先天性儿童骨骼疾病消灭在萌芽状态。帮助儿童长高一事，之于各位家长，不仅仅是美好的期望；之于我，不仅是一份医者职责，更是一份社会使命——让我们的下一代身体更强、更壮，来承载更多的聪明才智，为祖国的繁荣富强发挥自己的光和热！最后，谨愿全天下儿童——

清晨太阳初升起，薄雾散去映大地。
奔跑少年挥洒汗，塑造未来笑傲者。
高飞跳跃追逐梦，勇往直前谱新篇。
全民健康倡运动，社会繁荣创辉煌。

姚京辉

2023 年 8 月

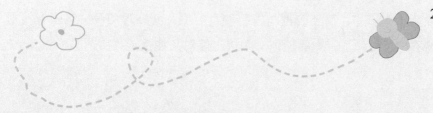

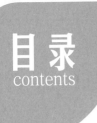

目 录
contents

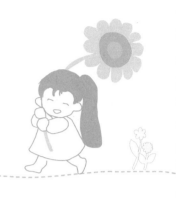

 第一章

身高管理基础篇 扫除儿童身高发育迷障

第一节　如何预测孩子能长多高？ 4

第二节　你会正确测量孩子的身高吗？ 8

第三节　如何定期记录孩子的身高，绘制生长曲线？ 13

第四节　孩子不长个子的原因与干预方法有哪些？ 18

第五节　该不该定期去医院给孩子测骨龄？ 23

第六节　生长激素与身高发育有何关系？ 26

第七节　该不该给孩子打助长针？ 29

第八节　性早熟为什么会影响身高？ 33

第九节　沉迷电子产品会影响身高发育吗？ 36

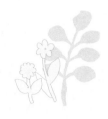

第二章

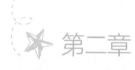绝对身高管理 对照图表，树立助长新标准

第一节 吃对了吗？喂养对绝对身高的影响..............................40

第二节 睡好了吗？睡眠对绝对身高的影响..............................44

第三节 一个睡前小游戏，有效纠正"睡渣"宝宝..............................48

第四节 婴幼儿期（0～2岁）宝宝生长规律与助长方案..............................51

　　　　附件　婴幼儿期宝宝养育总表..............................63

第五节 幼儿期（3～5岁）宝宝生长规律与助长方案..............................74

　　　　附件　幼儿期宝宝养育总表..............................83

第六节 学龄期（6～10岁）孩子生长规律与助长方案..............................86

　　　　附件　学龄期孩子养育总表..............................94

第七节 青春期（11～18岁）孩子生长规律与助长方案..............................97

　　　　附件　青春期孩子养育总表..............................106

第八节 科学助长的运动，从练习跳绳开始..............................111

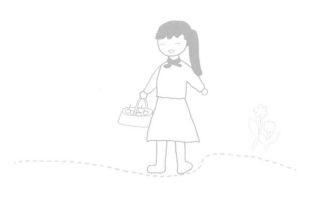

 第三章

相对身高管理 从视觉上更显身高优势

第一节　保持好体态，让孩子再高 2 cm ⋯⋯⋯⋯⋯⋯⋯⋯⋯⋯⋯⋯⋯122

第二节　孩子爱歪头、斜颈，有问题吗? ⋯⋯⋯⋯⋯⋯⋯⋯⋯⋯⋯126

第三节　脖子前倾毁气质，更为颈椎病埋隐患 ⋯⋯⋯⋯⋯⋯⋯⋯130

第四节　小心孩子驼背导致身高"缩水" ⋯⋯⋯⋯⋯⋯⋯⋯⋯⋯⋯134

第五节　"驼背矫形器"对矫正驼背有用吗? ⋯⋯⋯⋯⋯⋯⋯⋯⋯138

第六节　高低肩的实质：脊柱弯曲畸形! ⋯⋯⋯⋯⋯⋯⋯⋯⋯⋯⋯140

第七节　孩子总消化不良，竟是骨盆前倾导致的 ⋯⋯⋯⋯⋯⋯⋯145

第八节　O 形腿、X 形腿，腿不直，又矮又难看! ⋯⋯⋯⋯⋯⋯149

第九节　从鞋底磨损程度察觉孩子足部异常 ⋯⋯⋯⋯⋯⋯⋯⋯⋯154

第十节　扁平足不是小问题，会让孩子矮 1 ~ 2 cm ⋯⋯⋯⋯⋯157

第十一节　足弓越高越好? 高弓足的危害早知道 ⋯⋯⋯⋯⋯⋯⋯162

第十二节　视觉显高小妙招：从日常着装、拍照谈起 ⋯⋯⋯⋯⋯165

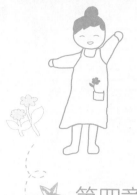

第四章

儿童常见骨骼疾病与诊治方案

第一节　孩子经常腿疼是怎么回事？ ·················170

第二节　孩子两条腿不一样长怎么办？ ·················173

第三节　警惕！宝宝臀纹不对称，可能是大问题 ·················177

第四节　孩子多指畸形、并指怎么办？ ·················180

第五节　孩子手掌不能朝上，竟是先天性上尺桡关节融合！ ·················184

第六节　软骨发育不全，一种导致矮小的罕见病 ·················187

第七节　先天性马蹄内翻足的治疗，从宝宝出生第 7 天开始 ·················190

第八节　孩子摔跤后，胳膊肘开始往外拐，可怎么办？ ·················194

第九节　孩子常见外伤急救方法 ·················198

附录一　7 岁以下儿童身高（身长）、体重百分位曲线图 ·················203

附录二　长高营养素及推荐食谱 ·················208

附录三　儿童膳食营养搭配与长高特别食谱推荐 ·················220

　　　　婴幼儿期（0 ~ 2 岁）宝宝的三餐搭配推荐 ·················220

　　　　幼儿期（3 ~ 5 岁）宝宝的三餐搭配推荐 ·················224

　　　　学龄期（6 ~ 10 岁）孩子的三餐搭配推荐 ·················229

　　　　青春期（11 ~ 18 岁）孩子的三餐搭配推荐 ·················233

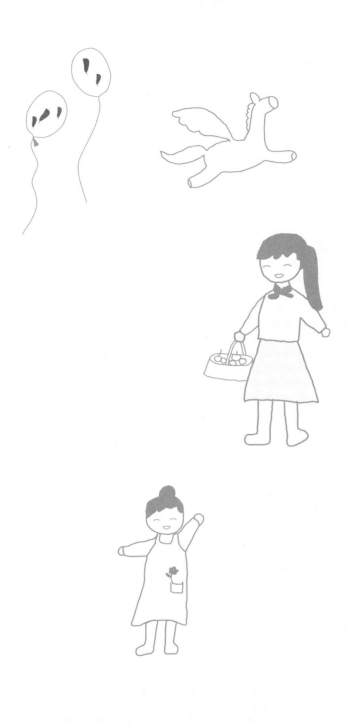

第一章

身高管理基础篇

扫除儿童身高发育迷障

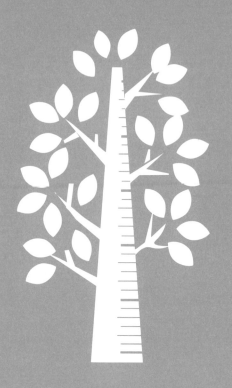

"长高"几乎是所有家长关注的话题。但被问及如何"有效"长高，很多家长实际上都一知半解；如何"科学"长高，更多家长似懂非懂。

　　本章是与儿童身高相关的基础话题，包括儿童身高基本知识：准确测量孩子身高，把握孩子生长发育水平，预测孩子成年后的身高等。还专门为大家分析测骨龄、打助长针、吃助长药等干预手段的利弊，让大家更理性、更全面地看待孩子的身高问题，并对如何"科学""有效"地助长形成基本的认知。

　　那么，从现在起，你将和姚京辉医生一起，探索孩子的身高密码，帮助孩子科学长高！

与亲朋好友闲聊时，你可能会对类似的话感到耳熟："你们夫妻俩这么高，孩子以后也一定高。""孩子长手长脚，以后一定是个大高个儿！"可以看出，关于孩子身高的话题经久不衰，是所有家长在孩子成长发育阶段必然会关注的话题；也由此可见，各种预测孩子身高的方法在日常生活中流传甚广。

✦ 父母身高对孩子身高的影响

首先需要确定的是，父母的身高确实会对孩子的最终身高产生非常大的影响。举一个比较典型的例子：职业联赛官方公布的姚明身高 226 cm，其妻子叶莉也是知名职业篮球运动员，官方公布的身高 191 cm。他们的女儿在 12 岁时的身高几乎与妈妈持平。

很多人还听过类似的俗语："爹矮矮一个，娘矮矮一窝"，意思是，如果母亲身高偏矮，那么子女的身高肯定不会高——这有科学依据吗？

据研究发现，父母对于孩子身高的遗传贡献率是基本一致的，即各占 50%。但除此之外，线粒体 DNA 只会由母亲单向地遗传给子女，线粒体负责为细胞的代谢活动提供能量，是细胞内的"动力工厂"。

至于线粒体 DNA 对后代身高是否有影响，我们可以参考剑桥大学 2021 年的相关研究《母亲可以通过线粒体影响后代的身高、寿命和疾病风险》。相信这篇研究报告能打消不少家长的顾虑：对于绝大多数健康宝宝，线粒体 DNA 对身高的影响微乎其微。只有极少数情况下，如患有严重疾病的孩子受线粒体 DNA 影响较明显，身高才会比平均身高矮。

在临床中也显示出一些来自母亲的非遗传因素可影响宝宝身高。比如，母亲身形娇小，子宫等器官的比例也会相对较小，怀孕时可能会限制胎儿的发育空间，导致宝宝出生之后体形偏小。幸运的是，这种情况通过后天养育能得到改善，且并非胎儿出生时体形越大，孩子以后的身高优势就越明显。

看到这，我们可以消除对"娘矮矮一窝"的偏见。在神奇的基因遗传中，父母的身高基因共同决定着孩子未来的实际身高，且影响程度几乎相同。

✹ 经官方"盖戳"认证的身高预测方法

现在就来用遗传身高预测公式算一算孩子的最终身高吧！

现代医学通过对大样本人群的分析，总结出可以预测孩子遗传靶身高的公式，即通过父母身高预测孩子成年后的最终身高。得出的数据体现的是孩子的遗传潜力，其中既涵盖父母双方遗传因素的影响，也考虑后天环境因素的影响，在临床中普遍用于儿童身高鉴别诊断和治疗监测。

目前临床普遍采用的遗传身高预测公式有两种，家长们都可作为参考：

校正后的父母身高中位数（CMH, the Corrected Mid-parental Height）法：
男孩靶身高（cm）=（父亲身高+母亲身高+ 13）/ 2
女孩靶身高（cm）=（父亲身高+母亲身高— 13）/ 2

这个公式是美国 20 世纪 70 年代创立的，为最早引入国内的方法，且被广泛应用，也是目前国内常用的预测身高的方法。但由于时间过于久远，越来越多的学者对此提出质疑。

基于父母身高的最终身高（FPH，the Final Height for Parental Height）法：

男孩靶身高（cm）=45.99+0.78×（父亲身高 + 母亲身高）/2±5.29

女孩靶身高（cm）=37.85+0.75×（父亲身高 + 母亲身高)/2±5.29

这是瑞士相关学者基于 2 402 名儿童的生长情况总结出的新预测方法。经中国部分地区（上海、香港）验证，FPH 公式对中国儿童遗传身高的预测更准确、合理。

✦ 其他常见的身高预测方法

孩子手脚长，以后个子一定高吗？儿童生长发育迅速，不同阶段的生长速度各不相同，其最终身高是多阶段生长发育的结果，并不能凭某一阶段的外在特征判断。

孩子从小比较壮实，等青春期来临时一定能"抽条"蹿高吗？饮食结构合理，摄取营养充足，孩子一般都能顺利长高。但很多时候，家长眼里的"壮"往往会演变成过度喂养，导致儿童肥胖，这种情况不利于身高发育，甚至容易导致孩子性早熟，从而抑制身高增长。

总的来说，通过孩子的一些外在特征预判孩子能否成为高个子的方法，往往是一些民间育儿经验的汇总，其中也夹杂着家长们对孩子长高的期盼，部分具有一定科学性，但仍有部分是伪科学。

事实上，哪怕是经官方"盖戳"认证的身高预测方法，所得出来的数值也会有一定弹性空间，这是因为公式是由数据归纳总结得到的，对人群整体水平有意义，但对个人来说，就并不会那么精准了。

临床中也不乏这样的案例：一对夫妇生的多个男孩的身高也不尽相同。基因对身高的影响所占的比例并不是非常高，所以就算是同卵双胞胎也并不都是一样高的。

但我仍然鼓励家长们通过夫妻双方的身高预测孩子的身高，是因为它依然对临床干预具有重要指导意义。

比如，算出孩子的最终身高偏矮的，可以尽早干预，从一定程度上为孩子弥补先天不足，增加身高优势——要知道，孩子的最终身高有70%由遗传决定，30%由后天环境决定。在本书中，我将重点介绍如何利用这30%的后天因素，并从"绝对身高"和"相对身高"这两个维度，帮助孩子长高。

可以参考以下这个案例，先来说说孩子的相关背景：

男孩，10岁，身高146 cm，父亲身高178 cm，母亲身高160 cm。

按正常情况，男孩此时身高应该在140 cm左右，根据常用遗传身高公式计算，男孩遗传身高应该在177.81 cm±5.29 cm。但这个孩子14岁时就长到了184 cm，这是为什么呢？是遗传公式不准确吗？

其实这可从多个方面说起。首先，这个男孩家族无肥胖基因，饮食成了关键因素之一，孩子的食量比同龄孩子多1/2；其次，男孩从小爱好各类球类活动，如篮球、乒乓球、羽毛球等，即参与的蹦跳运动很多。因此孩子在后天因素极佳的情况下出现了超出遗传身高中位数近10 cm的情况。

这就是进行科学身高管理的价值所在！要知道，身高是"七分天注定，三分靠打拼"！但当孩子处于165～185 cm这个冲刺阶段时，后天科学管理则是重中之重！

面对诸多身高助长方法，家长选择时需要警惕。如果你正在为孩子的身高焦虑，又恰巧遇到一些号称能"精准预测孩子的最终身高"，笃定能帮孩子"逆天改命"的"身高管理机构"或"助长产品"等，那可要留个心眼了。

更多靠谱的科学管理孩子身高的硬核知识，请跟随我到身高和形体这个神秘世界一起去探寻吧！

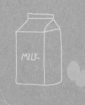

不少家庭中的墙壁上、门框上，常常能见到记录孩子身高的刻痕。这个测量孩子身高的方法似乎全世界通用。相信这也是不少孩子长大成人后再回忆，也仍然感到弥足珍贵的童年印记。

但当你已为人父母，是否回头想过一个问题：这种测量身高的方法，真的准确吗？也许你也曾拿着孩子的体检报告陷入思考：短时间内孩子在不同地方测出的身高数值，怎么会有 3 ～ 4 cm 的差距？

✦ 不同测量方法造成的身高误差，其实无伤大雅

先给大家说个有意思的案例：

女孩 6 岁半，暑假里妈妈准备带她去丽江旅游。因为在家中测得孩子身高 119.5 cm，因此没有购买儿童票，可第二天上午在高铁站，测得的身高却达到了 121 cm，超过需要购买儿童票的标准了，妈妈一下子觉得好尴尬。难道小姑娘一夜之间长高了 2 cm 吗？还是家里或者高铁站的测量不准确呢？

事实上，身高在早晚会不相同。一般来说，早上的身高会比晚上的身高高 1 ～ 2 cm，这是由人体脊柱导致的误差。

儿童脊柱由 32 或 33 块椎骨和 23 个椎间盘构成，椎间盘的厚薄也不一样，腰椎最厚，其次是胸椎，颈椎最薄。椎间盘中有一个髓核，髓核的主要成分是水。

白天，身体的重量会压在脊柱上，这是身体最重要的负重区，所以我们称之为"脊梁"。髓核受力压缩，其中水分被挤压出来，经过一整天的活动，再加上晚上相对没精神、站不直等原因，身高就会比早上矮一点。别担心，晚上睡觉时，体重压力消失，身体平衡受力，一觉醒来，我们的身高便又"复原"了！

因此，建议选每天的同一时间段、同一种测量方式、同一把尺子给孩子测量身高，以减小误差。早上测身高，记录一天中的"最大值"，也是很多家长的共识。其实，如果家长比较忙，只能在晚上给孩子测身高，测出来的数据也不会对其生长发育的评估造成太大影响。

做实验时，我们会尽可能消除多的变量以减小误差。测量身高也一样。想要尽可能精准地给孩子测量身高，最好也选择同一个人给孩子测量。这次妈妈测，下次爸爸测，测量方法"失之毫厘"，误差可能就"差之千里"。

✦ 一起来学习正确的身高测量方法吧！

孩子所处年龄层不同，测量身高的方法也不同。

2 岁以上的孩子测量身高：用立式身高计或固定于墙壁上的立尺。

① 准备：脱掉鞋袜，若因扎辫子使得头部无法贴紧墙壁而影响测量，则要先松开辫子。

② 站姿：两臂自然下垂，手指并拢，两脚跟并拢，两脚尖呈 45°，脚跟、臀部、肩部和后脑勺均靠墙，挺胸、收腹，腰尽量挺直。

③ 平视：两眼平视前方，保证耳朵上缘与眼睛下缘在同一水平线上。

④ 测量：用书本（或其他工具）的直角倚靠墙直角滑下至头顶（图 1-1）。注意图 1-2 是错误的测量方法，横放书本（或其他工具）容易因书本弯曲造成测量误差。

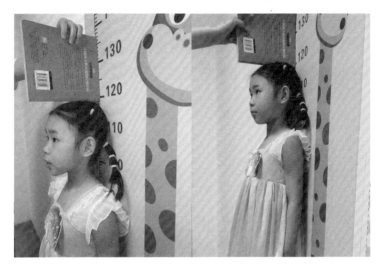

图1-1 正确身高测量方法

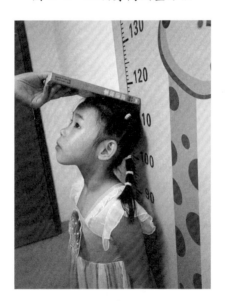

图1-2 错误身高测量方法

⑤记录：应重复测量3次并记录，使各次测量误差小于0.3 cm，取平均值。

2 岁以下的宝宝测量身长：使用量床仰卧位测量。

① 准备：脱去鞋、袜、帽，仅穿单裤。

② 卧姿：仰卧于量床底板中线上，头顶与头板接触，双耳在同一水平线上，将膝盖摁平，脚丫放松。

③ 测量：测定板紧贴足跟和足底，测量头顶到脚的距离。

④ 记录：应重复测量 3 次并记录，使各次测量误差小于 0.3 cm，取平均值。

给宝宝测量身长时，最好带宝宝去专业机构测量，家里如果没有标准量床或携带式量板的话，测出的误差会较大。

✦ 身高测量带来的育儿焦虑：多久测一次身高比较好？

隔十天半个月就想给孩子测身高，发现孩子不见长就烦躁——这是很多家长向我反映的育儿问题。我时常回答："孩子的身高遵循其生长规律，并不会因为你频繁测量而长得更快，你说对不对？"相反，过于频繁地给孩子测身高，还会助长家长的育儿焦虑，甚至把这种焦虑传递给孩子。

年龄段不同，身高测量的频率也不相同：

6 月龄以下婴儿：需每月测量身长、体重、头围等。

6 ~ 12 月龄婴儿：频率可调整至每月 2 次。

1 ~ 3 岁婴幼儿：每 3 个月测量 1 次。

等孩子上幼儿园后，就无须时时刻刻紧盯孩子的身高了。孩子比班级平均身高矮的，可以 3 ~ 6 个月测量 1 次；比平均身高高的，可以半年甚至 1 年测量 1 次。

关注孩子的身高，不是如同关注股价涨跌似的紧盯数字不放，单一的数字只会增加家长内心的育儿焦虑。希望家长们能更主动地去学习一些有助于孩子健康成长的育儿方法，比如喂养、睡眠、运动，以及体态、步态、形体健康等方面的知识，在帮助孩子的同时缓解焦虑。同时，也要科学地了解孩子现阶段的生长发育状况。

花时可待，未来可期。有的孩子长得快，有的孩子身高"厚积薄发"，所以就让我们以积极、正向、赞赏、鼓励的态度，欣赏孩子成长的每个瞬间吧！

第二节我们聊到了测量孩子身高的方法。之所以要定期为孩子量身高，很大一部分原因在于，它能够帮助我们了解孩子在不同时期的生长趋势。儿童保健科医生也会推荐家长们将孩子在成长过程中，测量出的身高、体重、头围这三项基本指标连点成线，绘制成孩子独一无二的生长曲线。

生长曲线最大的优势在于，它能够很直观地评估孩子的生长状况是否符合正常标准。比如有家长时常担心自家孩子过瘦、不健康，通过比对生长曲线却发现一切正常，这就避免了不必要的调治与焦虑。

相反，疾病等影响身体健康的情况也会直观反映在身高生长曲线中，比如这个案例：

9 岁的小林身高一直排在班上中等水平，但是最近小林家长发现孩子体重明显增加，身体明显变胖了。家长一开始没有重视，直到小林 10 岁时身高跌到了全班倒数第二，家长才急忙带孩子就医。经检查发现，孩子生长激素分泌明显减少。医生告知家长：每次测量身高应该用身高生长曲线图进行记录，一旦发现孩子身高生长曲线出现异常，就应该及时就诊，不能忽视。

还有一些家长，使用了很久的生长曲线，却对其中参考数值的含义、临床意义等一知半解。又或者对网络上多个版本的生长曲线图表选择困难，本节知识点能帮助你更全面地了解生长曲线的用法与用途。

✦ 生长曲线图表有多个版本，哪个版本更好？

国际通用的生长曲线有世界卫生组织（WHO）和美国疾病控制与预防中心（CDC）两个版本。

WHO 生长曲线（图 1-3、图 1-4）是世界卫生组织描述正常儿童在最佳环境和健康条件下的生长标准，适合 0～2 岁宝宝使用。如果宝宝的数值高于第 97 百分位或低于第 3 百分位，说明可能存在生长异常。

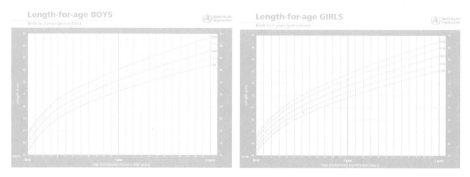

图 1-3　WHO 0～2 岁男孩和女孩身高 - 年龄生长曲线图

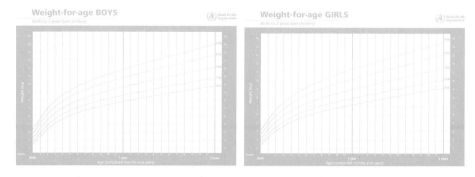

图 1-4　WHO 0～2 岁男孩和女孩体重 - 年龄生长曲线图

此外，头围对婴幼儿大脑发育评估具有重要医学意义，头过小、过大都属于畸形范畴。这也是家长在宝宝婴幼儿时期需重点关注的数值，当数值在第 97 百分位以上或第 3 百分位以下都需尽快就医（图 1-5）。

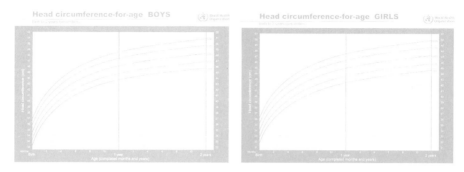

图 1-5 WHO 0 ~ 2 岁男孩和女孩头围 - 年龄生长曲线图

CDC 生长曲线是美国疾病控制与预防中心提供的生长参考数据。由于该曲线的数据取自 1963—1994 年的美国儿童生长情况，相对于中国孩子而言参考性不强。

其实，上面所说的两个版本的生长曲线图对于中国宝宝来说均存在一定地域差异性。相比之下，2009 年由首都儿科研究所生长发育研究室制作的儿童生长曲线会更符合中国孩子的生长趋势（图 1-6）。

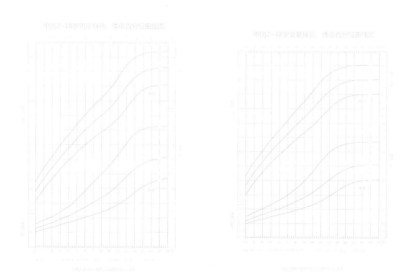

图 1-6 中国 2 ~ 18 岁男童和女童身高、体重百分位曲线图

不过，2009 年距离当下已有较长时间，而我们现在的生活条件比之前更好，也更注重孩子的身高、体格发育，用膳食营养搭配、科学运动等方法帮助孩子健康成长的观念更强，现在的孩子也比过去的孩子长得更高大。换言之，过去的数据未必还具有之前那么重要的参考价值了。

因此，我更推荐家长们参考本书中两个数据，一个是第二章与男生和女生身高、体重相关的一系列表格，另一个是本书书末附录一中的"7 岁以下儿童身高（身长）、体重百分位曲线图"。

这两组图表中的数据都源于国家卫生健康委员会颁布的自 2023 年 3 月 1 日起施行的《7 岁以下儿童生长标准》（WS/T 423—2022）新标准，替代原有《5 岁以下儿童生长状况判定》（WS/T 423—2013），原《中国 7 岁以下儿童生长发育参照标准》同时废止。

✦ 读懂生长曲线，判断孩子的生长曲线是否正常

家长们可以对照附录一中的图表，为孩子绘制属于自己的生长曲线。这条生长曲线反映孩子的生长趋势，对衡量一段时间内孩子的生长发育状况具有重要参考意义。

比如，婴儿难以用语言准确表达自己是否吃得好、睡得好。因此在评估婴儿营养状况以指导喂养时，比如何时换奶粉、添加辅食等问题上，生长曲线可以作为重要的参考指标之一。

当家长绘制好自家孩子的生长曲线，会发现除此之外还有其他 7 条标有不同百分位数的曲线。这些曲线的主要作用是反映目前孩子身高、体重在整体样本中所处的水平。

以身高为例，简单通俗地理解，假设全国共有 100 个孩子从矮到高排队，如果孩子当时的身高超过了全国 97 个孩子，那他就处在第 97 百分位线上；如果孩子身高是中等水平，那他就处在第 50 百分位线附近的区域。

绝大多数孩子的生长曲线的波动范围有迹可循，即定期测量并描绘出

的数值点基本在同一条身高百分位线上，或在两条身高百分位线之间波动，都属于正常情况。

婴儿生长发育迅速，有将近2/3婴儿的身高百分位会出现"跳级"现象。比如，最新标记从之前的第25百分位线附近跨越至第75百分位线附近。儿童保健科医生会在面诊时以生长曲线作为依据判断孩子发育情况是否正常。绝大多数情况下，家长都无须过度担心。

但对年龄稍大的孩子而言，生长曲线波动越大越应当警惕。当生长曲线突然向下偏离越过两条百分位线时，建议带孩子就医作进一步评估。

若孩子的生长曲线低于第3百分位线（即图1-3至图1-6中最低的那条百分位线），这同样也是比较危险的信号，需要尽快带孩子去医院。

那么，孩子的生长曲线一直高于第97百分位线是好事吗？不一定。

生长曲线能帮助家长及时地监测孩子的生长趋势，是一种很直观的自查工具，具有一定医学参考意义。至于孩子在同龄儿童中是数一数二的大高个儿，能否等同于"养得好""很健康"，单凭生长曲线不足以评估。

家长关注孩子的身高很正常。但简单粗暴地将"高"与健康乃至社会优势挂钩，很容易掉入一些"揠苗助长"的育儿陷阱之中。如何科学、理性地认识孩子的身高，相信这节与生长曲线相关的内容能给你一些思考和启发。

"我家的孩子为什么不长个子？"成为儿童骨科医生以来，如此忧心忡忡地询问我的家长，没有上万，也有数千。从家长的角度看，"孩子不长个子"仅是身高问题。可对于医生来说，孩子不长个子的背后原因有很多：孩子是否患有影响生长发育的疾病？孩子的生活环境、日常习惯是否不利于身高增长？又或者，"孩子不长个子"，是否只是因为"孩子的身高不及家长预期"，而无须医学干预？

早在古代就有医师感叹"儿科如哑科"，而对于儿童生长发育相关的问题，医生和家长更需要如侦探一般抽丝剥茧，寻找问题背后的根源，之后才能给予对症的帮助。那么，孩子不长个子的常见原因有哪些？哪些原因家长可以自行干预，而哪些需要尽早就医咨询？我根据自身二十多年临床经验，总结出以下几种情况，以便有类似疑虑的家长对照初判。

✦ 情况一：孩子仅仅看着比别人家的矮

参考案例：孩子饮食、睡眠、运动都与同龄孩子无异，但在班里总是坐第一二排，相比同龄人更矮小瘦弱。去医院体检、测骨龄又都达标正常，家长不知从何入手解决孩子身高矮的问题。

事实上，身高没有绝对的标准，但是有一个相对的范围。参考本章第三节重点介绍的儿童生长曲线，只要孩子生长趋势处于第 3 百分位线和第 97 百分位线之间，又无其他异常表现，证明此时孩子的生长发育处于健康、正常水平。不过，遇到这类情况的家长需自己缓解焦虑情绪，无须对孩子的身高要求过高。

✦ 情况二：喂养是个养娃大难题

参考案例：孩子从小喂养难，需要全家人追着喂，严重挑食，一顿饭连哄带劝需要近一个小时。试过很多偏方，但孩子依然体重偏轻、身高偏矮。

单单喂养问题，背后可能有许多原因，供各位家长参考：孩子饮食习惯差，比如家长必须哄着，或看着动画片才肯吃饭；孩子每天都吃很多零食，影响了三顿主餐的进食；家长厨艺不尽如人意，孩子在家不爱吃饭，厌食挑食，在学校食堂却吃得很香。又或者孩子表面上吃得多，但摄入的营养太单一，身体没有获得足够的蛋白质、脂肪、碳水化合物、各种矿物质等。

举个简单的例子，孩子一天三顿都吃白水煮面条，虽填饱了肚子，但营养摄入绝对不够。肉、蛋、奶、蔬菜、主食、水果等每样都是孩子长高路上的必需食物。至于具体该如何搭配食物，保障孩子的营养均衡，家长们可以参考本书第二章的生长规律与助长方案，以及附录二、附录三的儿童长高食谱。

此外，孩子存在喂养问题，还可能与一些消化系统方面的疾病有关。家长可以通过孩子的大便判断，如发现大便中时常有未消化的食物残渣，或大便次数多、容易溏便，且孩子长期长不高，证明身体无法很好地消化、吸收食物，建议带孩子就医咨询，也可在医生指导下服用益生菌等以改善孩子肠道菌群。

还有极少数情况，如孩子消瘦、体重明显不达标、有异食癖等，也需尽快就医。

✦ 情况三：压力也会"压倒"孩子的身高

参考案例：孩子学业压力较大，家教比较严格；孩子整体瘦瘦小小，比同龄孩子矮，较为文静少言，喜静不喜动。

越来越多的家长懂得从饮食、睡眠、运动等方面入手改善孩子的生长发育状况，却极少有家长知道，负面情绪、心理压力会使肾上腺皮质激素分泌过多，生长激素分泌减少，导致出现身高增长缓慢的情况。相反，长期保持良好的情绪能促进生长激素的分泌，有利于孩子身高的增长。美国一项长达 9 年的追踪研究发现，长期忧虑的青春期女孩的平均身高要比同龄女孩矮 2.5 ～ 5 cm！

社会高速发展、人口老龄化等原因导致人们的生活成本上升，同辈间竞争压力增大，加上近年来新冠疫情、"多孩"生育政策、教育政策改革等，无一不在影响孩子的心理健康。

近年来，"原生家庭带来的心理伤害"被广泛讨论：幸运的人一生都在被童年治愈，而不幸的人却要用一生去治愈童年。家庭氛围紧张、夫妻经常争吵、家长热衷"鸡娃"等，这些都会给孩子带来最直接的心理创伤。抛开遗传因素，这类孩子的身高也普遍比在和谐环境中长大，且得到多方关爱的同龄孩子更矮。

儿童心理健康，是所有家长都需要重点关注的问题。请家长留意孩子心理压力大的常见表现，发现异常时及时与孩子沟通，给予孩子心理上的支持，必要时陪同孩子一起寻求专业帮助。孩子心理压力大的常见表现如下。

① 情绪：忧虑、焦躁、爱生气、哭闹，或情绪麻木、不喜应答。

② 睡眠：睡眠质量差、入睡困难、夜惊，甚至学龄期还出现尿床等现象。

③ 行为：注意力不集中，强迫行为（如咬手指等），出现口头、肢体

上的攻击性行为等。

④身体不适：疲倦、头痛头晕、肚子痛、皮肤长皮疹、心律不齐等。

✦ 情况四：疾病影响孩子的生长发育

这种情况有很多可能，比如先天性心脏病、肾脏病、生长激素缺乏症、颅脑损伤、染色体异常等，都可能使孩子的生长发育受影响，这需要家长谨遵医嘱，及时采取正确的应对措施。

临床中常见患有原发性甲状腺功能减退症的孩子，这类小患者常常表现出食欲减退、四肢乏力、运动减少、生长发育迟缓等症状。很多家长会将这类孩子的身高问题简单归咎于饮食问题，想要通过调整饮食结构、加强运动等方法解决，这对孩子来说是远远不够的。若发现孩子生长缓慢，常常疲乏迟钝，基础体检发现甲状腺肿大等情况，家长应带孩子就医进行甲状腺功能检查，及时排查病因。

由此可以看出，孩子不长个子的原因非常复杂而且难以寻觅规律。"我家的孩子为什么不长个子？"抱有类似困惑的家长，切勿病急乱投医。当你对孩子不长个子的原因判断出现偏差，开始自行对孩子实施错误的调治方案，很可能会造成治疗的延误，引起副作用等情况发生。

如何准确地找到孩子不长个子的真正原因？家长应全面了解孩子的衣食住行，同时掌握科学的身高管理方法，必要时向医生提供正确的信息。

举个例子大家就明白了：如果孩子因消化系统问题导致每天饭量少，就医时家长却只提供了孩子饭量正常、不爱运动的信息。一旦医生根据家长提供的信息为孩子制订大量运动计划，很可能导致孩子日常消耗增加，更加长不高了。

曾经凑巧有两个年龄、身高、体重、父母身高极为相似的孩子在同一时期前来就诊，但我为二者制订的身高管理方案却差别很大，这是为什么呢？

原来，第一个家庭中父母都有显著的肥胖体形，家族中有糖尿病史，因此针对这个孩子制订的身高管理方案会侧重于提高运动频率、控制体重等；而第二个家庭中的父母都比较瘦，没有肥胖基因等情况，因此我针对这个孩子制订的身高管理方案中就包括强化饮食增重、增加弹跳运动刺激等相关内容。试想，如果不考虑各方面因素，盲目地给第一个家庭的孩子增加饮食摄入量，那就适得其反了。

总的来说，身高管理方案是一个辩证的、全面的治疗方案。谨记，正确的身高管理方案应该是按照科学的身高管理与习惯培养进行规划和执行，在此基础上有针对性地制订长高方案，才能达到科学长高的目的。

再"佛系"的家长也会暗暗拿自家孩子的身高与别人家的孩子进行对比，如果自家孩子略胜一筹，自然内心"暗爽"；但如果发现别人家的孩子身高增长得比自家的快，有些家长就坐不住了。这时，便有儿科医生推荐对孩子进行骨龄检测，甚至建议家长每半年带孩子检测一次。

与之相对，大多数骨科医生对骨龄检测持更谨慎的态度。本节内容并不是一篇测骨龄"劝退指南"，而是希望各位家长能科学、理性地看待骨龄检测，切实了解它对儿童生长发育的真实意义。

✦ 骨龄检测有其临床意义，但正常儿童无须定期检测

首先家长需要理解什么是骨龄。在人体骨骼发育的过程中，骨化速度及骨骺与干骺端闭合时间及其形态的变化都呈现一定的规律性，将这种规律性转化为时间来直观地表示即为骨龄。

临床上通常采用拍摄手腕骨 X 线片的方法来评估骨骼成熟度。这是因为，手腕所包含的腕骨、掌骨、指骨加上尺骨和桡骨共 29 块骨骼及其内侧籽骨都是骨骼发育的重要标志。

一般来说，骨龄和实际年龄相差 ±1 岁都是正常的。只有少数情况下，骨龄会发生异常变化，表现为显著的提前或落后。比如，当孩子严重营养不良时，骨龄看起来会小于实际年龄，甚至出现骨骼发育停止

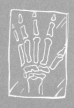

的情况；而有一些内分泌出现问题的孩子，会出现过早发育、骨龄明显大于实际年龄的情况。因此，通过对儿童骨龄的分析，评估儿童的生长发育程度，以辅助对疾病的诊断和用药等，是骨龄检测最重要的临床意义。

常见的骨龄检测有3种，包括骨龄计数法、骨龄图谱法和骨龄评分法。骨龄计数法是根据手腕骨化中心数来判断骨龄，骨龄图谱法是根据手腕 X 线图谱来判断骨龄，骨龄评分法是根据腕骨形态、大小等发育情况进行评分以判断骨龄。采用的评估方法不同，加上视觉、评估经验存在差异，因而不同医生判读骨龄的结果会上下浮动半年左右，这也在正常范围内，家长无须因为误差而过于紧张。

✦ 并非所有孩子都需要骨龄检测

①年龄过小或过大的孩子一般都不需要骨龄检测。

由于低年龄段儿童正常骨骼发育存在较大的变异性，骨龄评估诊断价值有限，一般不推荐 4 岁以下儿童进行常规骨龄检测。

而高年龄段的情况需要通过案例详细说明：

13 岁女孩乐乐来院检查骨龄，乐乐妈妈说孩子最近不太长个子了，想通过骨龄检测看看孩子是否还有生长的空间。我询问孩子近一年长高多少，是否来月经了。乐乐妈妈回答："孩子来月经一年半，近一年长高了1.5 cm，现在为 154 cm。"结合乐乐妈妈提供的父母身高数据，推算出乐乐的遗传靶身高是 158 cm。我告诉乐乐妈妈，已进入青春期的孩子检测骨龄没有太大的价值。

一般来说，女孩在月经初潮后还有 1 ～ 2 年快速长高期。根据乐乐妈妈的描述判断，孩子已经错过了最佳的身高管理时间。

②出现以下这些情况需要进行骨龄检测。

发现孩子身材矮小（明显低于同龄人），怀疑孩子性早熟或者孩子出现过度肥胖等情况需要进行骨龄检测。骨龄检测能帮助医生诊断某些疾病，比如患有甲状腺功能减退症、生长激素缺乏症等，都需进行检测治疗。

绝大多数生长发育正常的儿童，并不需要这种定期检测。虽然儿童拍摄骨龄 X 线片受到的有效辐射剂量低于在 20 分钟生活环境中的自然辐射，对儿童身体无碍。但我始终认为，孩子生长发育的评估不应单纯依赖于骨龄检测，而应定期观测其生长速度、性发育进程等。想要判断孩子长得好不好，无须每年检查孩子的骨龄状况。

✦ 骨龄检测能预测身高吗？

骨龄越大，则说明骨骼发育越成熟，对应的身高增长空间越小。因此，通过骨龄测身高比仅从年龄上评价更为准确，但每个人在遗传基因、后天营养摄入和吸收、生长激素分泌、运动锻炼骨骼刺激等方面，存在较大的差异性，因此骨龄并不能完全预测最终身高，可能会存在一定误差，有时误差还可能很大。

也就是说，正常发育的孩子测骨龄，得出的结果并非"板上钉钉"，可能存在的误差甚至会引起或加深家长和孩子的焦虑。也正因为这些误差的存在，"骨龄能精准预测身高"的说法便不攻自破。骨龄只是一个比较模糊的评判标准，虽具有一定参考意义，但并非有了骨龄就能说明一切，希望各位家长能够理性看待这个问题。

生长激素的分泌与孩子的身高增长息息相关。对孩子来说，影响身高的激素最主要的就是生长激素。很多家长理所当然地认为，给孩子补充生长激素，不就能在孩子的身高问题上高枕无忧了吗？而事实上，人体如同一台非常复杂精密的仪器，牵一发而动全身，想当然地给孩子补充生长激素来助高其实并不可取。不过，我们确实能够找到一些方法，使身体良性地分泌更多生长激素，帮助孩子自然地长高长壮。

✖ 生长激素如何促进孩子身高增长？

生长激素是大脑垂体前叶分泌的蛋白质激素，由191个氨基酸组成。生长激素主要通过刺激肝脏，合成胰岛素样生长因子（IGF），再通过一系列的信号传导通路促进身体生长，比如增加细胞的体积和数量、增加骨密度等，对全身骨骼的生长都有很大帮助，能让孩子的体格更强壮。

而针对身高的增长，生长激素的主要作用在于促进下肢长骨生长。当体内分泌足量的生长激素时，长骨骺软骨细胞受到相应刺激，不断分裂与增殖，下肢长骨因此越来越长，身高也越来越高。

此外，生长激素还能促进蛋白质合成，促进脂肪分解，帮助增长肌肉的同时减少内脏脂肪。不仅如此，生长激素对提高人体免疫力也有一定作用。

生长激素在婴幼儿期和儿童期分泌旺盛，到了青春期分泌量更是大大增加。因此，青春期的孩子身高增长速度骤增，几乎每年都能长高 6～10 cm，直至骨骺线闭合。成年之后，人体还会分泌少量生长激素，但那对我们的身高增长已经没有什么帮助了。

✷ 如何判断孩子是否缺乏生长激素？

孩子身高增长缓慢，原因可能有很多，有时纯粹是家长过度紧张，有时确实是在生长发育方面出现了问题。而是否与生长激素有关，就需要家长尽早带孩子就医，交由医生作专业诊断。比如，临床上曾有案例：家长经过一年的观察发现孩子身高增长过于缓慢而体重增长过于迅速，出于健康考虑，家长带孩子就医检查，最终确定原因是甲状腺功能异常，多项甲状腺激素低于正常值。

如果孩子缺乏生长激素，一般会表现为身材矮小，此外还容易乏力懒言、无精打采、情绪低落、四肢瘦弱。如果生长激素分泌过多，容易导致生长过快甚至患上"巨人症"。

日常正确运用身高增长曲线监测孩子的生长发育状况，如出现明显异常，应带孩子就医检查。以检查生长激素是否缺乏为例，可以通过抽血测定胰岛素样生长因子-Ⅰ（IGF-Ⅰ）的水平，大致推测出是否缺乏生长激素。

✷ 如何促进人体分泌生长激素？

1岁以内的婴儿生长激素分泌比较特殊，体内的生长激素含量全天都很高，睡眠时与醒着时无明显的差异，因此婴儿生长迅速。1岁以后，孩子在白天清醒状态下生长激素的分泌减少，而到了夜间睡眠时，生长激素分泌又会明显增多。夜晚分泌高峰期的分泌量是白天分泌量的5～7倍，尤其在深度睡眠时，生长激素会大量分泌。所以，很多育儿专家建议家长重视孩子的睡眠质量，把握生长激素分泌的高峰期，因为生长激素的分泌不仅能帮助长高，还能促进大脑的发育。

至于如何提高孩子的睡眠质量，增加深度睡眠时间，家长们可以在第二章第二节中找到详细的方法。而对于家长们比较关注的"生长激素助长针"问题，我将在本章第七节中详细解答。

★ 姚主任小课堂：更多与孩子身高增长相关的激素

甲状腺激素：甲状腺是人体重要的内分泌腺体之一，甲状腺激素不仅能维持体内的能量代谢，还可以在一定程度上促进组织发育，也可提高蛋白质的合成率。若出生前及出生时即存在甲状腺激素合成不足却未能及时诊治，可能会导致身材矮小伴有智力低下等情况出现。

性激素：进入青春期后，青少年在性激素以及生长激素两者的协同作用下，身高增长速度迅猛，在此期间骨骼也会快速成熟。

某些家长由于担心孩子身材矮小，决定给孩子定期注射助长针。所谓助长针、增高针，就是重组人生长激素（外源性生长激素）的简称。每晚在肚子上扎针，成为孩子在睡前的"惯例"，家里也为此承担不低的经济支出。"我和孩子他爸都偏矮，因此希望通过增高针改变孩子的身高，不让孩子再走我们的老路。我的期望也没有很高，孩子长到 160 cm 左右就可以了。"家长首先需要认识到，打助长针需要付出较高的经济支出和时间成本，同时孩子也要长期承受一定压力。

还有家长盲目听从一些非正规机构、诊所的错误建议，给孩子注射不匹配的剂量，这是非常危险的做法。比如，明明孩子的骨骺线已经闭合，却仍然使用助长针干预，就好比"明知前方是悬崖，不仅不刹车还加速往前冲"一样。

我就曾经遇见过这样的案例：

有个 16 岁的男孩前来就医，长得人高马大，比他爸爸还要高 20 cm，而且手指粗大，体形看上去很不协调。原来，孩子本身生长激素分泌正常，家长给孩子打了助长针后，孩子开始疯长，最终因生长激素过量而患上巨人症！

✦ 过量注射外源性生长激素可能的危害

过量注射外源性生长激素可能使人体产生对生长激素的抗体反应，导致体内激素分泌紊乱，患肢端肥大症、肌肉骨骼病、巨人症等，易引发冠状动脉心脏病和外周神经系统疾病，还可能诱发白血病、垂体瘤等。

✴ 打助长针的副作用

目前与生长激素治疗相关的不良反应包括良性颅内高压、糖代谢异常、甲状腺功能减退、色素痣、手脚变大、局部红肿及皮疹、中耳炎等。有些孩子在注射生长激素后，甲状腺功能会出现暂时性减退的情况，会出现疲劳、乏力、虚胖等症状。有些孩子在注射生长激素后会出现血糖高的情况，需要定期监测，减少发生糖尿病的风险。还有的孩子注射生长激素后会出现股骨头滑脱、脊柱侧弯现象。

之所以将可能存在的风险提前告知，是因为目前市面上售卖助长针、增高针的现象泛滥——一方面是家长在孩子身高焦虑下产生的迫切需求，另一方面是部分医疗保健机构缺乏监管，给许多不合法、不合规的滥用情况钻了空子。切记，在使用生长激素时，需要把安全放在首位。

助长针也不是什么孩子都能用——临床数据显示，100 个矮小孩子中，仅有 5 个与内分泌相关，因生长激素缺乏导致矮小的就更少了。有些矮小症患儿合并了一些基础性疾病，基础性疾病治好后身高便会出现追赶性生长。因此，是否需要打助长针，需要专业且有资质的医院、机构在进行一系列科学评估和内分泌检查后再做判断。

✴ 哪种情况需要进行内分泌检查？

《矮身材儿童诊治指南》中提出需要进行内分泌激素检查的指征包括：

① 身高低于正常参考值 2SD（标准差）或低于第 3 百分位数者。

② 骨龄低于实际年龄 2 岁以上者。

③ 身高增长率在第 25 百分位数（按骨龄计）以下者，即：

    a. 2 岁以下儿童 <7 cm/ 年；

    b. 四五岁至青春期儿童 <5 cm/ 年；

　　c. 青春期儿童 <6 cm/ 年。

④ 临床有内分泌紊乱症状或畸形综合征表现者。

⑤ 其他原因需进行垂体功能检查者。

✦ 什么是生长激素激发试验？

　　人体内生长激素在一天内呈不规则"脉冲式"分泌，大部分时间都很低，但受到睡眠、饮食、运动、药物等影响，随时会发生变化。在判断孩子是否缺乏生长激素时，需要通过外界手段刺激人体大量分泌生长激素，观察血液中激素水平的动态变化，从而了解下丘脑和垂体调节、合成和分泌生长激素能力，进一步判断是否存在缺乏生长激素的情况。

✦ 生长激素激发试验流程

　　前一晚 10 点后禁食→清晨空腹不运动，尽量平躺，并进行第一次采血→口服促进生长激素释放激素（如可乐定等）→每 30 分钟抽血1 ～ 2 mL 并测量血压，共 3 次→静脉滴注抑制生长激素释放抑制激素（如精氨酸等），需控制在 30 分钟内滴注完→滴注完成后每 30 分钟抽血1 ～ 2 mL 并测量血压，共 4 次。

　　注：不同医院采用的试验药物和组合方式不同，抽血次数也不完全相同，具体以医嘱为准。有些医院还会在药物试验前让孩子进行运动激发试验作为初步筛查，即让孩子剧烈运动，在心率达 120 次 /min 后，抽血测定生长激素水平。

　　等家长拿到生长激素激发试验报告后，找到最高的数值，即可看作是生长激素的分泌峰值，如果数值介于 5 ～ 10 ng/mL 即为生长激素部分缺乏，如果小于 5 ng/mL 为完全缺乏，需遵医嘱制订下一步的治疗方案。接受生长激素治疗时，其剂量需要由专业医生把握，且需每 3 ～ 6 个月去专科门诊复诊随访，进行有效性和安全性监测与评估。

　　确实有相当一部分家长在听说了助长针的"奇效"后前来咨询——助长针安全吗？助长针真的有效吗？在这里回答各位：必要情况下，它确实可以有效治疗生长激素缺乏症、特发性矮小症、小于胎龄儿、特纳综合征等，但注射前的专业评估、治疗中的医疗监测缺一不可。任何不谨慎的滥用行为，都将给孩子的健康带来风险！

儿童性早熟的案例连年增加，性早熟不仅会影响儿童身高增长，还会伴随很多健康问题、心理问题的出现。为什么性早熟的孩子越来越多？是现在环境污染严重？食品安全堪忧？避免性早熟的前提是了解性早熟的成因，这正是本节的主要内容。

✴ 如何判定性早熟？

性早熟是指女孩在 8 岁前，男孩在 9 岁前出现第二性征的发育异常性疾病，通俗地讲，是女孩在 8 岁以前出现乳房发育、长阴毛、生殖器官发育的情况，男孩在 9 岁以前出现有喉结、长胡须、长阴毛、生殖器官发育的情况。其中女孩发病率为男孩的 5 ～ 10 倍。数据显示，我国儿童性早熟患病率为 0.43%。

性早熟分为 3 种：

① 假性性早熟（外周性性早熟），即睾丸或卵巢本身并没有发育，但部分第二性征却提前出现；

② 真性性早熟（中枢性性早熟），即性腺发育成熟的第二性征出现得比较早，这种情况堪称抑制儿童身高增长的"隐形杀手"，需及时就诊，接受专业的评估和治疗；

③ 不完全性性早熟（部分性性早熟），指只有个别性征的发育，如乳房过早发育，却没有发生全身性内分泌改变。

相信许多家长都听说过性早熟对身高的影响。性早熟是一种会影响儿童身体健康的内分泌疾病，尤其是中枢性性早熟，表现为孩子体内性激素分泌异常，刺

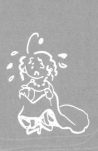

激骨骼过快生长，使得骨龄超过实际年龄，最终导致骨骺线提前闭合，身高增长在短期"猛增"后逐渐放缓，最终被同龄人赶超。不及时治疗的话，生长空间会被提前透支，孩子的身高通常都不理想。

不仅如此，性早熟儿童成年后患乳腺癌、宫颈癌、前列腺癌等疾病的概率更高。而且，由于性早熟儿童心理和身体发育不同步，有的孩子会因为提早出现第二性征而产生不安、自卑、恐慌心理。

✦ 性早熟的成因，和食物有关系吗？

不要给孩子喝豆浆，牛初乳容易引起性早熟，现在的鸡都打催熟剂，鳝鱼是用避孕药喂大的，水果都是激素催熟的……生活中时常见到类似的传言。食物真的会引起性早熟吗？

辟谣！以上传言都失之偏颇。

①豆制品中的大豆异黄酮非雌激素。

大豆中的大豆异黄酮有类似雌激素的作用，但食物中大豆异黄酮的作用比人体的雌激素作用要弱得多，长期食用并不会增加儿童性早熟的概率。

②牛初乳质量不稳定，但不会引起性早熟。

2012 年，卫生部就要求"婴幼儿配方食品中不得添加牛初乳以及用牛初乳为原料生产的乳制品"。很多家长猜测，这是因为牛初乳会引起儿童性早熟。实际上，这个规定出台的主要原因是牛初乳质量不稳定、产量低，不适合用于加工婴幼儿配方食品，因此才禁止在婴幼儿配方食品中使用牛初乳。

③植物激素催熟蔬果，不作用于人体。

植物生长调节剂确实作用于蔬果，能促进果实成熟，让果实同步成熟，便于采摘，有的还可以增加产量。然而，植物激素和人体内的激素不存在化学结构上的相似性，更不会影响人体健康。

④ 动物性食品不存在打激素催熟的情况。

类似的谣言从 20 世纪 90 年代开始流传至今。实验发现，黄鳝吃了添加激素的饲料，会出现体内代谢紊乱，随之大量死亡；快速上市的速生鸡和速生猪主要是经过几十年的品种改良而培育出的新品种，不存在打激素催熟现象，更和儿童性早熟没有直接关系。

二者没有直接关系，是否存在间接关系？

引起性早熟的主要原因之一，是儿童长期食用高热量食物，有不良的饮食习惯，从而导致肥胖并增加性早熟风险。营养过剩，常吃油炸食品，喝甜饮料，乱吃补品、保健品、"助长"中药等，都是性早熟的"潜在凶手"。

少数情况下，还需警惕由疾病引起的性早熟。比如，患卵巢肿瘤、睾丸肿瘤、颅内肿瘤等，孩子会出现部分第二性征发育的表现。

✖ 如何避免性早熟?

① 从小为孩子合理搭配营养，少吃垃圾食品。

② 避免孩子养成把饮料当水喝的习惯。

③ 尽量不给孩子吃补品、营养保健品，不服用"海马""三七"等"助长"中药。

④ 减少塑料制品的使用。

如果孩子出现性早熟迹象，应首先考虑是否由疾病引起，要及时到正规医院就诊，把可能的伤害降到最低。

电子产品充斥着生活中的方方面面。家长可能也头疼地发现，自家孩子不知何时养成了玩手机、刷平板电脑的习惯。原本只想用电子产品转移孩子注意力，让自己喘口气，没想到孩子居然对电子产品上瘾了，这可怎么办？

随着越来越多电子产品的出现，儿童的屏幕暴露时间大幅增长，这是一件无法避免的事。据统计，2016年，全球 38 个国家 60%～93% 的儿童和青少年每天屏幕暴露时间超过 2 h。2018 年，来自上海学龄前儿童的横断面研究发现：3～4 岁儿童平均每天的屏幕暴露时间为 2 h 50 min，超过 1 h/d 的儿童占比为 78.6%，超过 2h/d 的儿童占比 63%。

✦ 长期使用电子产品的危害

近视眼越来越多，且呈年轻化趋势，"罪魁祸首"是电子产品。儿童的视力要到 6 岁左右才会发育成熟并接近于正常成人，而且在 18 岁以前都有较大的出现近视的可能性。而长期用电子产品会改变眼睛调节功能和双眼视功能，电子产品屏幕不停地闪烁，人们的眼睛需不断地适应，久而久之便会引起视力疲劳。孩子的视觉系统尚未发育完全，追踪物体和深度视觉的能力远远不足，再长期盯着屏幕，长期双眼疲劳，大概率就会发展成近视。有调查显示，全国中小学生的近视率在 60% 左右，个别地区高达 80%。

除了视力，孩子的生长发育也深受电子产品影响。电子产品会带来严重的"光暴露"问题，电视或电脑的过度光照和电波会使脑内松果体分泌的褪黑素减少，让大脑长期受电子产品影响而处于兴奋状态，使孩子睡眠质量变差，长期停留在浅睡眠状态而深睡眠时间减少，直接影响身高增长——前面我们也说过深度睡眠对生长激素分泌的重要作用。此外，"光暴露"还可能使平日受到褪黑素抑制的垂体促性腺激素提前分泌，导致产生性早熟的风险加大。

★ 如何引导孩子科学合理地使用电子产品？

让孩子生活在没有电子产品的"真空"环境里，不现实，也不科学。需要承认的是，电子产品带来了新的教育机会，拓展了孩子认识世界的方式，在履行"教育"功能时，电子产品为孩子带来了更加宽阔的视野。我们也会发现，现在的孩子在思维逻辑、自我表达方面都更加成熟。

对于电子产品，如何"取其精华，去其糟粕"？对于不同年龄段的孩子有以下几点建议。

①2岁以下婴幼儿不接触电子产品，尤其避免将电子产品作为安抚孩子哭闹的唯一方法。

②2～5岁的孩子每天使用电子产品的时间不超过1 h，且越少越好。孩子在使用时家长最好全程陪同，帮助孩子更好地理解其内容，同时过滤掉不适合孩子的内容。

③6～17岁的孩子每天使用电子产品时间不超过2 h，且以学习为目的使用单次不宜超过15 min。注意尽可能避免让孩子接触暴力、血腥、色情的内容。这些强刺激信息不仅会影响孩子的大脑思维，导致注意力不集中，还会使孩子变得更冲动及缺乏自制能力，甚至可能造成儿童性格、人格的"异化"。

总的来说，电子产品是为人所用的工具，需要正确引导孩子科学、健康地使用，享受电子产品在学习、生活中带来的便利，而不应无法受控地成为电子产品的"奴隶"，严重影响日常生活——任何事情都是过犹不及。

第二章

绝对身高管理

对照图表，树立助长新标准

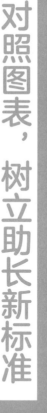
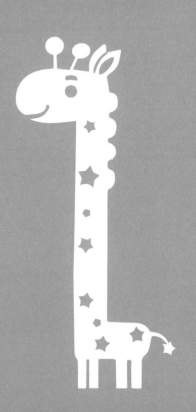

本章将引入"绝对身高"的概念，即在尽可能排除误差、通过正确测量后所得到的精准身高数据，是衡量孩子身高的直接标准。绝对身高标准有时也会成为职业门槛，因此绝对身高管理就显得十分重要。如何提高孩子的绝对身高数据？在本章的8个小节，你将接触一系列干预孩子身高发育的具体方法，包括针对不同年龄段的饮食、睡眠、运动等规划。由于知识点庞杂，姚京辉医生专门将知识点归纳成表格，家长既可以快速检索表格获取相关知识，也可以详细阅读，看姚京辉医生对孩子的生长发育要点作出的逐一分析。可以说，这是一本贯穿孩子0～18岁生长发育管理的指导书，从孩子婴幼期至青春期均适用！

家长经常问：吃什么食物能帮助孩子长高？事实上，并没有哪种单一的食物能直接帮助孩子长高。孩子健康成长，靠的是充足与合理的营养搭配。换而言之，真正想要帮助孩子快点长高的家长，往往都需化身为"家庭营养师"，掌握营养科学搭配的小技巧，帮助孩子源源不断地从外界吸收各种营养，使孩子的身体获得充分的"补给"。

相反，在孩子生长发育的任何一个年龄段，营养不足都会影响包括身高在内的生长发育，其损伤可能无法弥补，严重的甚至影响孩子的一生。

在某些案例中，婴幼儿营养不良导致大脑发育、骨骼发育严重落后，以至于6岁左右的学龄期孩子看起来只有3岁左右的体格和智力，远远落后于发育正常的儿童，同时常出现学习困难、自理能力差等表现。

值得庆幸的是，我们的生活越来越富足，儿童严重营养不良的案例也越来越少见。相反，临床中常见因家长溺爱，孩子偏食、挑食，导致身体某些营养元素匮乏，最终影响身体健康；又或者是由于喂养无度，孩子偏爱高蛋白、高热量食物而导致疾病。

那么，孩子生长发育所需营养包含哪些？家长该掌握何种科学喂养方法呢？

✦ 这些营养素，必须常见于孩子的小餐桌！

蛋白质：儿童生长发育所必需的营养物质。在构成蛋白质的氨基酸中，赖氨酸、精氨酸能促进生长激素的分泌，从而促进身高增长。

脂肪：身体重要的能量储备，还能促进脂溶性维生素的吸收，比如促进维生素 A 和维生素 D 等的吸收。

给孩子合理地摄入肉、蛋、奶，是帮助孩子长高的有效方法。曾有极端案例，家长给孩子全素食喂养，让孩子上"素食幼儿园"，严重影响了孩子的体格、智力发育，损害了孩子的认知与学习能力，甚至重新恢复正常饮食之后也难以补救。

再来说一个案例：1954 年日本颁布了《学校给食法》，同时出台《学校营养午餐法》，实行全国中小学统一配餐，通过合理配餐与饮食来促进下一代健康，培养日本国民理想的饮食习惯，其中就着重要求小学生每天喝牛奶补充蛋白质，号称要用"一杯牛奶强壮一个民族"。其效果十分显著，1950 年至今，日本国民平均身高增长超 12 cm。

碳水化合物：直接为生长发育提供能量，是生命细胞结构的主要成分和主要供能物质，参与细胞的组成和多种活动。

除此之外，以下这些微量元素也积极参与着孩子的生长发育。

钙和磷：构成骨骼和牙齿的元素，是骨骼生长的必要元素，同时骨骼生长还需要微量的镁和锰共同参与。

锌：参与骨细胞分化，同时在核酸代谢和蛋白质合成过程中起重要作用。锌不足会使儿童生长发育迟缓或出现厌食的现象。

铁：合成血红蛋白的必需物质，造血器官的正常生长还需要铜的参与。长期缺铁会导致缺铁性贫血，严重影响肌肉和组织工作。

维生素 A：促进骨细胞分化和蛋白质合成。缺乏维生素 A 会导致骨骼短粗，甚至压迫周围神经。

维生素 C：参与身体复杂的代谢过程，能促进生长并增强对疾病的抵抗力。缺乏维生素 C 则导致骨的细胞间质形成不足及骨脆性增高，或引发坏血病。

维生素 D：直接帮助身体吸收钙质，缺乏维生素 D 的儿童容易出现骨骼钙化不足，引起骨软化和弯曲、佝偻病。

维生素 K：使钙沉积在骨骼中，将钙锁在"骨基质"中，促进骨骼健康，促进骨代谢、生长，增加骨密度。缺乏维生素 K 可能会发生出血异常，如牙龈出血等，还会使得骨密度降低，骨质疏松。

碘：合成甲状腺激素的必需原料，参与肌肉和骨分化。甲状腺激素对体格生长和智力发育有着重要影响。碘摄入不足会患甲减、地方性克汀病等，婴幼儿缺乏碘会造成智力及体格发育异常。

营养素的缺乏会影响健康，但过量给孩子补充营养补剂，导致某种营养素过量，同样对身体有害。因此，在没有医生指导的情况下，最好不要擅自给孩子"进补"。

比如，在 2 ~ 6 月龄时，有些婴儿会出现生理性贫血，此时其血红蛋白浓度会降低，但这种生理性贫血会随着孩子年龄的增长以及造血功能逐渐发育成熟而得到改善。一般来说，对于 6 岁以下的孩子，若血红蛋白浓度超过 100 g/L，就无须额外补充铁剂。而镁、磷和维生素 K 很难被消化道吸收，通过口服补充的效果非常差，因此临床上都是通过静脉或肌内注射来补充这些营养素。若家长不知道这些道理，盲目轻信一些营养补充剂的宣传，最终结果就是交了"智商税"却没有达到理想效果。

更加严重者，因维生素 A、维生素 D 等脂溶性维生素以及各种矿物质元素很难被排出体外，长期的过量补充易引发中毒，对儿童身体产生副作用。

相比之下，家长更应该做的是，学会科学喂养的方法，确保孩子通过日常三餐获取足量、全面、均衡的营养。

✦ 每天确保 12 种食物，你家孩子吃够了吗？

《中国居民膳食指南（2022）》建议所有人平均每天摄入不重复的食物种类达到 12 种以上，每周 25 种以上，注意烹调油和调味料不计算在内。

鱼肉、瘦肉、蛋类、牛奶，以及新鲜蔬菜、水果，都有利于孩子生长发育。注意保证饮食多样化，摄入的量也不要过多，避免营养过剩导致肥胖。比如，为孩子提供"小份"菜肴以增加食物种类，让孩子吃到种类更多的食物，营养素来源也较为丰富。此外，荤素搭配（比如蔬菜炒肉类），粗细搭配（比如八宝粥、燕麦米饭等）的饮食也能让孩子更健康。

✦ 姚主任小贴士：这些小妙招改掉孩子挑食毛病

① 少吃甜食。甜食会引起人体血糖升高，抑制身体的摄食中枢，容易产生厌食的情况，从而影响孩子的营养吸收。

② 少喝含咖啡因饮料。咖啡因可造成骨密度降低，还会阻碍身高的发育，可谓是儿童的"身高杀手"。

③ 父母以身作则。孩子从小的饮食习惯受父母的影响最大，日常饮食中应注重营养搭配，帮助孩子养成不挑食的好习惯。

④ 不当着孩子的面评价食物"难吃"。别让孩子对某种特定食物建立刻板印象，成为他以后拒吃的借口。

⑤ 注意孩子吃"外食"情况。孩子放学路上喝奶茶、吃煎炸零食，都会妨碍孩子正常三餐的摄入与营养吸收。

相信各位家长都能明白：饮食是影响孩子身高的一大因素，只有营养全面丰富、搭配合理，才能真正有助于孩子的生长发育。而针对不同年龄段的具体喂养方法，我们将会在本章第四至第七节中学习到。同时你也可以参考附录三的推荐食谱，以此为灵感为孩子搭配丰富、美味、科学的三餐饮食。

睡眠对孩子生长发育的重要性无须赘述，我们在第一章第六节"生长激素与身高发育有何关系？"中也有所提及：想要孩子生长激素分泌旺盛，就一定要睡得饱、睡得好。

除了婴幼儿时期的"天赋异禀"外，青少年儿童时期的生长激素分泌大多依赖夜晚睡眠时刻，且只在孩子进入深度睡眠后才会大量分泌。相关研究还发现，生长激素在睡眠时的分泌小高峰发生在晚上9点至第二天凌晨1点、清晨6点左右两个时间段。

这就意味着，如果孩子总是晚上10点多还没上床睡觉，第二天早上6点左右就睡醒了，那么通过睡眠促进长高的效果就会相对差一些。而且，如果孩子前一天熬夜，第二天想要靠补觉弥补，效果相比前晚好好睡觉而言肯定会大打折扣，熬夜带来的危害是连续的，甚至可能影响接下来好几天的睡眠质量。

因此，想要让孩子通过睡眠来长高，靠的是养成良好的睡眠习惯，可不能三天打鱼，两天晒网，更不能靠突击补救。

如何从小培养孩子良好的睡眠习惯？我有一些建议供家长们参考。

✵ 睡够每日推荐时长，睡少睡多都不好

参考美国国家睡眠基金会相关标准，建议各年龄段孩子每日睡足以下时长，以保证身体获得足够多的休息，促进大量生长激素的分泌，同时帮助身体加速排出代谢产物，提高身体免疫力。

表 2-1 儿童、青少年睡眠时长推荐

年龄	推荐睡眠时长	不推荐睡眠时长
0～3 月	14～17 h	不足 11 h 或超过 19 h
4～11 月	12～15 h	不足 10 h 或超过 18 h
1～2 岁	11～14 h	不足 9 h 或超过 16 h
3～5 岁	10～13 h	不足 8 h 或超过 14 h
6～12 岁	9～11 h	不足 7 h 或超过 12 h
13～17 岁	8～10 h	不足 7 h 或超过 11 h

我们知道睡得少的危害，让孩子睡得多会对身体有害吗？还真是这样。调查显示，睡眠过量容易出现记忆力下降的情况，而且孩子呼吸系统较为脆弱，长时间在不透风的室内沉睡，患呼吸道疾病的概率也会显著增加。不仅如此，若拥有一个爱睡觉的"睡神"宝宝，宝宝很可能睡过饭点，长此以往，对宝宝的消化系统也会有害无益。

总而言之，让孩子睡够不是多多益善，睡眠时长恰到好处，才真正对孩子身体有益。

✦ 这些方法能帮助孩子拥有高质量睡眠

① 养成到点睡觉的好习惯。

固定睡眠时间能够帮助孩子培养早睡早起的好习惯，家长也能根据孩子的睡眠时间调整日常活动。其实很多时候，孩子晚睡和家长有莫大关系。回家晚了、吃饭晚了、做作业拖沓了、和孩子一起进行家庭活动忘了时间等都会无形中为孩子晚睡、熬夜创造条件。相反，如果规定孩子每晚10 点上床睡觉，那睡前 1 h 就不宜再进行过于亢奋的活动，或给孩子进食，而是让孩子进行一些安静的活动。

② 以身作则，坚持好习惯的养成。

让孩子自己进房间睡觉，客厅却灯火通明，大人们看电视、刷手机，时不时发出欢乐的声响——这种氛围下，孩子极难养成好的睡眠习惯。相反，如果把家里的灯调暗，全家人一起洗漱，给孩子营造一种全家人共同践行早睡"条例"的氛围，能帮助孩子更积极早睡并睡好。

③ 养成固定的睡前模式。

一些小习惯能帮助孩子更好入睡，比如，睡前讲助眠小故事（有且只有一个，可不能纵容孩子"再多讲一个故事"的请求），睡前看半小时故事书，听两首舒缓的音乐……无论如何，帮助孩子形成固定的睡前模式，能让孩子更容易入睡。

④ 让床成为放松地入睡的地方。

家长不应该在孩子睡觉前呵斥或责怪孩子，不要讲太多会让孩子产生过多负面联想的事情，这会让孩子情绪起伏过大，辗转反侧，难以入睡。此外，孩子日常活动尽量不要在床上进行，让孩子在潜意识里形成"床 = 睡觉"的概念。

✦ 姚主任小贴士：孩子不爱睡午觉要紧吗？

对于没有午睡习惯的孩子，首要的不是哄睡，而是使其养成早睡早起，休息日在家午睡的习惯，这需要家长和学校双方共同配合。也有一些孩子精力旺盛，中午不睡，下午不困，这种情况不必强迫孩子入睡，但需要让孩子遵守学校规则，躺在床上或趴在桌上安静休息。

✦ 孩子课业繁重，影响睡眠怎么办？

学业压力已成为影响学生睡眠时间和质量的重要因素之一。家长需要帮助孩子协调学习时间，提高学习效率，尽可能地让孩子在休息日、假期有足够的睡眠时间。同时，缓解孩子的心理压力，为其提供一个无噪声、温度适合的睡眠环境，让孩子在较少的睡眠时间里尽可能地提高睡眠质量。

虽然夜间睡眠时间对生长激素分泌至关重要，但这也仅是孩子身高增长的条件之一。在睡眠时间等客观条件难以改变的前提下，可以考虑加强营养均衡摄取、运动锻炼等其他方式消除睡眠不足造成的影响。

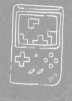

如果孩子是个在婴儿期时常夜啼、需要哄睡，儿童期精力充沛、不爱早睡的"睡渣"宝宝，那家长可真的会费很多心力。"如果我家宝宝能不用哄、沾床就睡，那我每天能至少多2个小时的自由时间来喘喘气。"很多家长心力交瘁地说。更重要的是，睡眠不足会直接影响孩子的生长发育，这点无须赘述。

与其纠结如何哄孩子入睡，其实更应该考虑如何帮孩子培养好的睡眠习惯。有的家长会和孩子玩睡前游戏、讲睡前故事，结果孩子越玩越精神，故事听了一个又一个。这又该如何解决呢？

✦ 养成好睡眠习惯需要全家总动员

给大家举几个晚睡宝宝的例子：

孩子到了睡觉时间还精神百倍，经常央求家长让他再玩会儿玩具、再看会儿电视。

孩子已经躺在床上，家长在客厅看电视、聊天，孩子一会儿出来上个厕所，一会儿出来黏一下家长，就是睡不着。

差不多到睡觉时间，孩子已经困了，但躺在床上却越来越精神。

相信很多家长看到这都会忍不住惊呼，感叹这不就是我家的孩子吗，如果是这样的话，恰恰说明家长看似在培养孩子的睡觉习惯，实际上却没有严格实行，或用错了方法。

培养一个好习惯，最终将这个习惯固定下来，靠的是持之以恒，培养早睡习惯也一样。对于把孩子哄睡这件事，原则上并不难，就是坚持到点就睡。

但每个孩子的性格不一样，日常习惯的养成方式也不尽相同。

有的孩子自制力比较差，一玩起来就容易兴奋，宁愿上下眼皮打架都不愿睡觉。那么，家长在孩子睡前 2 h 左右，就要尽量避免让孩子进行刺激大脑的活动，同时，把这 2 h 做的事和先后顺序固定下来，帮助孩子养成睡前习惯。睡觉时间一到，就让孩子上床睡觉。

还有的孩子喜欢"缠着"父母。大人们还在欢声笑语地看电视、玩手机，他自己当然睡不安稳，总想起来凑个热闹。大人就要同孩子一起创造"即将睡觉"的氛围，比如把电视关掉，把家里灯光调暗，一起刷个牙，甚至和孩子同步躺在床上。

还有一点很关键，即培养孩子"看到床就犯困"的条件反射。这么说有点夸张，但很多孩子回到家喜欢在床上玩耍、活动，久而久之，床就成了"玩耍场所"而非"睡眠场所"。我建议孩子非睡眠时间不要待在床上，让孩子形成"躺在床上就是要准备睡觉"的潜意识。

✦ 有哪些让宝宝越玩越困的小游戏？

激烈的游戏，如躲猫猫、挠痒痒，孩子肯定会越玩越兴奋。我曾认识一些家长，表达能力特别好，给孩子讲的睡前故事情节跌宕起伏，孩子听得拍手叫好。很遗憾，这么做，亲子时光有了，孩子的睡意没了。相反，舒缓、柔和的游戏类型，才适合在睡前进行，而且最好将时间控制在 15 min 以内。

这里给大家推荐适合不同年龄段孩子的睡前小游戏，家长也可以以此为参考，根据孩子的偏好设计类似的睡前游戏。

1 岁以内：抚触助眠。

可以一边轻哼摇篮曲，或嘴里说着"宝宝，快睡觉"，一边轻柔地抚触即将进入梦乡的宝宝。先摸摸宝宝的额头、耳朵、脸蛋，捏捏宝宝的肩膀、手臂、手指，轻柔地按摩小肚子，捏捏大腿、小腿，再慢慢地一根一根轻捏宝宝的小脚趾，最后和宝宝轻声说晚安。

2～4岁：和世界道晚安。

和宝宝一起向全世界道晚安，可以先从自己的身体开始："晚安，头；晚安，眼睛；晚安，耳朵。"边说边轻轻接触孩子相应的身体部位。之后可以发散，比如"晚安，月亮；晚安，星星"，睡前故事的情节不重要，重要的是在有规律、平缓的声音中培养浓浓睡意。

5岁以上：词语接龙、接话。

随着孩子的词汇量越来越丰富，可以睡前一起玩词语接龙、接话游戏，平时辗转难眠的孩子也可以在开心舒适的氛围中入睡。

"关注了很多'网红'宝妈，看了很多育儿书籍，却仍然把孩子养得瘦瘦小小的。"不止一个家长这样和我诉苦。尤其是家长通过网络学习，看似阅览了海量的育儿知识，可实际上这些知识往往是零散的、不成体系的，有些还是互相矛盾的。如果不同家长秉持不一样的育儿理念，比如奶奶认为"孩子要多吃肉蛋奶"，妈妈却觉得"孩子要吃七分饱"，那样就很容易引起"家庭大战"，在孩子生长发育问题上，家长们也就很难"拧成一股绳"，共同帮助孩子长高长壮。

因此，从本节开始，我将较全面地为家长们提供特定年龄段孩子的养育方案，详细讲解孩子生长发育规律和有效的助长方法，帮助家长们在养育孩子方面形成系统而全面的认识，最后将知识点总结成表格，即看即得。

让我们从宝宝呱呱坠地的那一刻开始讲起吧！

本节你将学到婴幼儿期宝宝生长发育相关内容。

① 身高、体重特点：飞速发育，每月不同样。

② 大脑认知发育关注点：重点关注宝宝每个月大动作、精细动作发育是否达标。

③ 日常饮食建议：按需定量喂奶，循序渐进添加辅食。

✦ 月月不一样！婴幼儿期宝宝生长发育特点

宝宝哭、宝宝闹、宝宝抬头转身呀呀叫……初为父母的你们，一定对宝宝的每个新技能都啧啧惊叹。我也

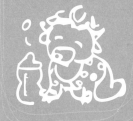

能够体会其中的动人，更无数次感慨生命的奇迹。而作为一名经常和孩子打交道的医生，需要从更专业的角度阐述婴幼儿期宝宝的生长发育规律与健康指标。

0～1个月：需区分正常啼哭与异常哭闹

除了发出细小的喉音之外，通过哭声"说话"，将在宝宝会准确表达自己的意愿与需求之前长期存在。宝宝一哭，有些家长就急忙喂奶——实际上，真正饿了的宝宝喝奶迅速，对环境不适的宝宝可能会拒喝，而有的宝宝不急不缓，喝一点吐一点，可能纯粹是想要有人陪玩了。事实上，啼哭是新生儿宝宝们对外界的积极回应，饿了哭、受惊了哭、垫"尿不湿"不舒服了也会哭。这段时间，家长们需要在这位家庭新成员的啼哭中逐渐掌握"哭声密码"。

如果宝宝吃奶次数减少，吃奶量有所下降，甚至拒乳，伴有精神不佳、脸色异常、呼吸急促、恶心呕吐或吸吮无力、闭嘴摇头、啼哭不止等情况，需注意这些可能是新生儿生病的信号。此外，0～1月龄的宝宝骨骼较软，建议"少抱多躺"。

1～2个月：多与宝宝互动，训练抬头动作

过了满月，宝宝的动作幅度更大。平躺时可轻微抬头，俯卧时头可抬离床面。有的家长用小勺子逗弄宝宝，馋嘴的宝宝就会跟着小勺子抬头。不同宝宝的生长发育进程不一样，两个月大的宝宝，有的头仅能抬起一点，有的已经能抬到45°。家长可以帮宝宝进行趴卧练习，每次10 s左右，每天2～3次，以此锻炼宝宝颈部和上臂的力量。

此外，相当一部分宝宝会在这段时间得湿疹、荨麻疹等皮肤病，有一部分宝宝会在添加辅食后出现类似情况。这往往与过度喂养有关，建议家长在医生指导下调整喂奶量与频率。

其他表现：部分宝宝可控制头部动作，喜欢和家长眼神交流，对声音有反应，小手时常握拳，四肢有摆动但不协调、无规律。

2～3个月：让宝宝触摸世界，但也要注意安全哦

宝宝动作变得迅速，此时已经会有目的地伸手拿东西，宝宝还会出现一些"偏好"：相比其他，更喜欢身边的某个玩偶，会更频繁地尝试去抓自己喜欢的东西。他们还喜欢用触摸、品尝的方式来感受世界，比如，将手指和身边的东西（如小毯子、毛绒玩具等）塞进嘴里吮吸，这是宝宝进一步感受世界的方法。在确保卫生与安全的前提下，家长们不妨让宝宝继续探索。

其他表现：开始表达喜怒哀乐，喜欢触摸身边的物品，会抓住家长的手指，双眼好奇地观察身边事物，眼神随物品的移动而移动。

3～4个月：稍晚翻身也别急

"三翻六坐八爬"，很多宝宝在3个月时就会翻身了！若稍晚学会翻身但无其他异常也不用太过担心，比如，冬季出生的宝宝由于穿着厚重的衣物，动作相对来说会稍微缓慢一些，家长可以多与宝宝互动，比如，让宝宝侧卧在床上，用玩具吸引宝宝转向翻身，如果宝宝自己翻不过去，家长可以抓住宝宝的腿或推宝宝的背部，帮宝宝完成翻身动作。

其他表现：喜欢"呀呀"叫，对熟悉的人有更多反应，开始注意自己的小手，会观察小手、吮吸手指，进行握拳、拍打等手部动作。

4～5个月：鼓励宝宝牙牙学语

宝宝能够跟着牙牙学语，蹦出一些单音词，此时建议家长和宝宝更多地进行语言交流，和宝宝讲故事或进行打电话游戏，启蒙宝宝的语言能力，你会发现，宝宝在用你听不懂的语言回应你。

其他表现：发出"啊""哦"等新的声音，开始懂得分辨气味，会用肢体动作表达想法，会摇晃、摆弄小玩具，只是动作还没有那么精细。

5～6个月：帮宝宝慢慢坐起来

继续锻炼宝宝语言能力的同时，可以尝试让宝宝坐起来，此时宝宝的颈肌、腰肌的平衡能力逐渐发育，但尚不能坐得很稳。有的宝宝能在家长

的帮助与支撑下坐一小段时间,腰也能够伸直,可以尝试锻炼,但也不必急着强求宝宝能独立坐直,而且长时间坐直也不利于宝宝脊柱发育。

其他表现:可以区分熟人和陌生人,能听懂别人话中的情绪,家人离开时可能会出现"分离焦虑",能够抓住较大的、运动中的玩具。有的宝宝说话欲望强烈,甚至能发出一些多音节词了。宝宝开始出牙,流口水比较多。

6～7个月:继续锻炼宝宝说话

研究发现,宝宝在最初学说话的时候,跟成人交流得越多,其语言组织能力会越强。有的家长不懂如何锻炼宝宝的对话能力,建议每次说完、问完后停顿一下给宝宝反应、回答的时间。说话时语言要简单,音调要抑扬顿挫、充满感情,6月龄的宝宝已经能了解话语中的情绪情感,甚至还能听出来自己的名字。

其他表现:大多数宝宝能够独立坐直,向前爬,两边翻身,明确地寻找被藏起来的玩具,甚至会扔东西、捡东西,玩得不亦乐乎,精细动作快速发育。家长可以减少抱宝宝的时间,多给他们自由活动的机会。

7～8个月:训练爬行好处多,站立能力不勉强

这个时期的宝宝能够熟练地到处爬行,头颈抬起,胸腹离地,用四肢支撑身体的重量,这不仅锻炼了胸腹背与四肢的肌肉,并可促进骨骼的生长,为日后站立建立良好的基础。同时,宝宝也在尝试扶着家具站起来。为宝宝提供安全、良好的爬行、站立环境,家长们义不容辞!

在这里要强调一点,不要让宝宝太早地长时间站立和行走,8月龄时更鼓励宝宝多爬行,进行少量站立训练即可。爬行可以帮助宝宝胸廓发育,促进心肺功能更加完善,对早期脊柱发育也有较多好处。

其他表现:能够独立坐很久,会发出"妈妈""爸爸"等声音并逐渐明白其中的意思,懂得通过改变声音高低来表达情绪。

8～9个月：继续让宝宝做爬行练习

更多爬行，更多探索，更多闹腾！这需要家长给予更多耐心，可以用手拉着宝宝站一会，尝试着稍稍走几步，也可以让宝宝独立扶靠着家具、墙壁站一会。精细动作方面，宝宝能够捏起东西、抠挖东西，摆弄手中的小玩具。

其他表现：开始细致地观察家长的表情、动作，揣摩其中含义并尝试模仿，重复发出简单的音节，了解家长发出的指令。

9～10个月：勇敢迈出"第一步"

爬行动作越来越熟练，可以自己抓着桌腿以及其他家具站起来。有的宝宝已试着勇敢地迈出了"第一步"。此时，宝宝已经能听懂很多词句，对家长的指令能作出正确反应，而且，他们特别喜欢听到别人的表扬，能够做出热烈的反应。

其他表现：会模仿家长的面部表情，用重复的声音和手势吸引家长的注意，开始表现出对人的好恶。这个时期的宝宝终于能够睡整觉了，家长们晚上总算可以稍微喘口气了。

10～12个月：让宝宝尝试独立

宝宝进入10月龄以后，在大运动方面进入了两个关键期：独自站立、独自行走。这一时期是宝宝身体平衡能力发展的一个飞跃期，同时也是宝宝躯干与四肢协调发展的重要时期。许多宝宝能熟练而迅速地爬行，能够独立站立一段时间，此时家长可以牵着宝宝的手向前学步。这段时间是宝宝由爬行向直立过渡的时期。

其他表现：喜欢模仿周围人吃饭的样子，站立、行走的欲望强烈，情感、词汇量进一步丰富，12月龄的宝宝的精细动作越来越灵活。

✪ 姚主任小贴士：来学宝宝生长发育规律顺口溜吧！

小儿生长发育规律一。

一听二看三抬，四撑五抓六翻身，七坐八爬九扶立，十二个月左右能独走！

小儿生长发育规律二。

二三抬头笑认妈，四五翻身辨声佳，六七会坐学咿呀，八九爬行十叫爸，十二开步十五走，看图说话在十八，三岁学穿鞋和袜。

此外，还需结合宝宝头围、身长、体重等因素，重点关注宝宝是否存在以下"高危儿"发育缓慢特征，如存在则应尽快就医：

① 新生儿经常用力屈曲或伸直、打挺。

② 满月后头常后仰、不能竖头。

③ 3个月不能抬头。

④ 4个月仍握紧拳，拇指内收、紧贴手掌。

⑤ 5个月俯卧位时前臂不能支撑上身。

⑥ 6个月扶立时尖足，足跟不能落地。

⑦ 7个月不能发 ba、ma 等简单音节。

⑧ 8个月不能独坐。

⑨ 9个月头和手频繁抖动。

⑩ 10个月视听反应差。

1岁时期：重视脑部发育关键期

通常来说，1岁宝宝已经到了大动作发育的最后一个阶段，那就是独立行走。或许此时的他们走得还不是很稳，可小家伙还是心急得巴不得要跑起来。注意继续帮宝宝锻炼平衡力，随着宝宝逐渐长大，他们的身体协调能力也会有很大提高。

此外，脑神经细胞的分化在 3 岁时已基本完成，因此在 3 岁前的婴幼儿期，脑细胞处于快速分化增殖期，合理的营养供给对脑组织和智力发育非常重要！

2 岁时期：培养独立自主意识

2 岁大的宝宝基本能够正常走路，懂得模仿成人用两脚交替上下楼梯，逐渐能跑会跳，活泼极了。有的宝宝还能完成家长下达的简单指令。此时，逐渐长大的宝宝开始有了独立的概念，父母要学会尊重宝宝的爱好，满足宝宝的合理要求，鼓励宝宝自己动手，给宝宝锻炼的机会，培养宝宝克服困难的勇气和顽强的毅力。

还需注意 1 ～ 3 岁时期的语言发育标准：

12 ～ 16 月龄：能够听懂简单的指令；能摇头说不；能够说 20 ～ 30 个词。

16 ～ 20 月龄：能够理解 200 个左右的词和词组；能够说 50 个及以上的词。

20 ～ 24 月龄：能够理解简单的语句关系和语序；能够掌握一定的发音和表达意图的能力。

24 ～ 36 月龄：能够理解较复杂的句子；能够用简单的句子表达意愿，说出的话大部分能被听懂。

✦ 婴儿期宝宝辅食建议

6 ～ 7 个月：可尝试喂辅食，特殊情况可适当延后

宝宝个体化差异较大，虽然一般可以在 6 月龄之后开始尝试给宝宝喂辅食，这一阶段主要是让宝宝感受辅食、接受辅食，尝试做咀嚼、吞咽动作，但是宝宝营养的主要来源仍是母乳、配方奶。如果宝宝比较抗拒辅食或消化功能明显较差，也可以适当延后喂辅食，但不建议晚于 8 月龄。

这一阶段的辅食选择比较简单，以容易吞咽、消化、宝宝易接受的为主，一般从强化铁米粉开始。有的家长一开始就给宝宝喂水果糊、肉泥，可能会使宝宝不好消化，建议仍然以米粉、米糊为宝宝辅食的首选。之后逐步增加辅食种类，建议每次只引入 1 种新的辅食，且首次接触时量不要太多，也不要天天添加新的辅食，一般 2～3 天添加 1 种新辅食，而且最好选择在早餐或者午餐时添加，万一发生过敏，家长也能及时发现。

从这一阶段开始，需要和宝宝共同进行"回应式喂养"：进餐时家长与宝宝要有充分的交流，以识别其饥饱信号，并及时回应。比如，当宝宝出现闭嘴、摇头、挥手等行为时，家长就要停止继续喂食。

同时，按照家庭日常就餐时间，结合婴幼儿日常生活习惯，尽量规律进食，避免过度饥饿，或者频繁进食。一般来说，这个阶段的宝宝可以先添加一顿辅食，逐步从 2～3 勺，到替代一顿奶，达到吃饱的程度。添加辅食后，奶量会有所下降，推荐 6～7 个月的宝宝每天摄入奶量 1 000 mL，最少不低于 800 mL。

7～10 个月：辅食种类、质地逐渐改变

这一阶段，宝宝的牙齿一颗颗生长，逐渐具有一定的咀嚼、吞咽能力，而且消化能力也在逐步提升，宝宝辅食的种类逐步增加，喂食次数可以增加到每天 1～2 顿辅食，分别放在上午、下午，逐步替代 1～2 顿奶。

种类：可适当增加谷薯类食物、蔬菜和水果的种类，红肉、肝脏、动物血中的铁含量丰富且易于吸收，可以重点考虑。注重鱼、虾、牛、羊、肉等优质蛋白质的摄入，这对于婴幼儿的生长发育尤为重要，是植物性食物无法取代的。

质地：食物从泥状逐渐过渡到碎末状，相应地适当增加食物的粗糙度，如从蔬菜、水果泥到软的碎末状水果和蔬菜。宝宝到了 8 个月大之后，可以开始尝试用手抓食物，比如用手抓手指面包、蔬菜棒等；到了 9 个月大之后，可以用杯子进食液体食物。

从这一阶段开始，可以鼓励宝宝自主进食，培养宝宝的进食兴趣。刚开始的时候，餐桌上可能一片狼藉，甚至吃的不如掉的多，这些都是可以理解的。宝宝会越来越习惯与熟练。

10 ～ 12 个月：逐渐喂食碎块状、丁块状、手指状食物

到了这一阶段，宝宝已经适应了多数常见食物并且达到了一定进食量，手眼协调摄取食物的能力得到发展，口腔咀嚼、吞咽食物的行为更加熟练。每日辅食建议增加到 2 ～ 3 次，加餐 1 次，喂奶量不少于 2 ～ 4 次，每天提供 600 ～ 700 mL 的母乳或配方奶。

种类：继续添加各种谷类食物如软米饭、手抓面包等，豆类食物如豆腐，动物性食物如蛋黄、畜禽类、鱼类等，以及常见的蔬菜和水果等食物。油脂的摄入量控制在每日 10 g 以内。

质地：逐渐过渡到碎块状、丁块状、手指状食物。但要避免进食过滑的食物。比如，不建议给这个年龄段的宝宝喂食丸子、鱼滑等食物。过硬的、很难弄碎的面包也不建议给宝宝食用，避免发生食物卡喉等意外。

婴幼儿期的宝宝的长高，一切以吃为主，吃得多，长得快。注意过度肥胖的宝宝需要前往儿科就诊，检查内分泌等病理情况。俗话说得好，小婴儿就应该吃了睡，睡了吃，这样才能长得快！如果宝宝胃肠不好，吸收消化不好，应进行合理医治，不要在家中盲目观察。

1 岁时期：喂养逐渐趋于成年人

这一时期的宝宝喜欢和大人一起吃饭，模仿大人的进食动作，他们的咀嚼能力、动作协调能力、认知能力和自控能力都有显著提高。建议每日吃 3 次辅食，每次 1 碗，另在两次正餐之间各加餐 1 次。每天饮用 400 ～ 600 mL 母乳或配方奶，还可以尝试喝鲜牛奶，选择生牛乳就可以了。

种类：此时，普通食物（辅食）已经占据食量的一大半，逐渐成为宝宝日常食物的主体。注意口味清淡，每天油脂的摄入量不高于 15 g，食盐摄入量低于 1.5 g，避免吃刺激性的食物。可尝试添加一些容易引起儿童过

敏的食物，比如鸡蛋白、花生、坚果等，但是要适当粉碎加工，在宝宝吃了之后要密切关注他们的反应。

质地：这个时期可以尝试各种较大块的家常食物，如各种肉块、水果块、果干或大块蔬菜等，进一步锻炼宝宝的咀嚼、吞咽能力。但需要注意，食物的质地仍要比成年人的食物更松软一些。

还有一点需要注意，在宝宝满 1 岁之前辅食应单独制作，首选清蒸或者水煮的方式，尽量保持食物的原味。等到了 1 岁之后，宝宝开始逐渐尝试淡口味的家庭膳食。家庭在制作食物时，在出锅装出幼儿的饭菜前仅放少许盐、酱油等调味品，之后再按照成人口味继续调味。

家长在宝宝婴幼儿期常见 **Q & A**

家长问　　母乳会对宝宝身高有影响吗？

姚主任

　　世界卫生组织（WHO）建议，宝宝从出生后的第 1 个小时开始母乳喂养，直至宝宝 6 个月大，母乳喂养都是最佳的婴儿喂养方式。少数情况下，比如母乳不足以喂饱宝宝，或由于疾病用药等特殊原因不能进行母乳喂养的，则选用配方奶喂养。

　　宝宝 6 个月大之后，母乳所提供的营养便不足以供给宝宝生长发育，此时就需要添加辅食以提供营养，但此时仍不建议"断崖式"断母乳换配方奶。宝宝从纯母乳喂养到接触辅食这一阶段非常脆弱，也是许多婴儿营养不良的高发期。

　　事实上，断母乳应该是一个循序渐进的过程。当给宝宝添加辅食后，宝宝逐渐养成正常进食的习惯，辅食逐渐成为营养摄入的重要来源，此时就可以开始训练宝宝摆脱对母乳的依赖。有的人建议尽可能延长宝宝母乳喂养的时间，比如 2 岁之后仍给宝宝喝母乳，但我是不太建议的。随着年龄的增长，宝宝的进食习惯需逐渐向成年人靠拢，妈妈的生活也会随之更加规律与健康。

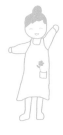

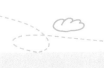

家长问　　发现宝宝对某些辅食过敏怎么办？有没有可代替的食物？

 姚主任

有的宝宝一吃鸡蛋嘴巴周边就发红，家长却粗心地当作是皮肤干燥、长红疹，这肯定是不妥的。我们要学会辨识宝宝对某种食物过敏的常见症状。

如果宝宝在吃过某种食物后出现揉鼻子、打喷嚏、眼睛红肿、皮肤冒红疹等症状，一般不需要特殊处理，这类轻微的过敏症状很快就会消失。回避不吃3～5天，待症状消失之后，再次尝试这种食物，若还是出现相同的症状，就要考虑宝宝是否对该食物过敏或不耐受。严重的过敏反应包括呕吐、呼吸急促、异常哭闹、大便带血、心率加快、晕厥等症状，需尽快就医。

确定宝宝对某种食物过敏后，不应再给宝宝继续食用。对于某些食物，宝宝会在1～3岁后逐渐耐受，也有部分人对个别食物终身过敏。

想要保证营养均衡，让宝宝健康成长，可以根据过敏食物中富含的营养成分来选择类似食物，比如：对蛋清过敏的宝宝可以吃蛋黄，并且鸡蛋里70%的营养物质都是在蛋黄里的，还可以用红肉代替鸡蛋；对坚果或鱼虾过敏的宝宝可以吃豆类、肉类食物，或适当补充二十二碳六烯酸（DHA）。

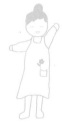

附件 婴幼儿期宝宝养育总表

表 2-2 男、女婴幼儿期年龄别身长、体重、头围百分位数值表

年龄、性别	身长、体重、头围	P_3	P_{10}	P_{25}	P_{50}	P_{75}	P_{90}	P_{97}
0 月男	身长 /cm	47.6	48.7	49.9	51.2	52.5	53.6	54.8
	体重 /kg	2.8	3.0	3.2	3.5	3.7	4.0	4.2
	头围 /cm	31.9	32.7	33.4	34.3	35.2	36.0	36.8
0 月女	身长 /cm	46.8	47.9	49.1	50.3	51.6	52.7	53.8
	体重 /kg	2.7	2.9	3.1	3.3	3.6	3.8	4.1
	头围 /cm	31.5	32.3	33.1	33.9	34.8	35.6	36.3
1 月男	身长 /cm	51.3	52.5	53.8	55.1	56.5	57.7	59.0
	体重 /kg	3.7	3.9	4.2	4.6	4.9	5.2	5.6
	头围 /cm	34.8	35.5	36.2	37.0	37.8	38.5	39.2
1 月女	身长 /cm	50.4	51.6	52.8	54.1	55.4	56.6	57.8
	体重 /kg	3.5	3.7	4.0	4.3	4.6	4.9	5.3
	头围 /cm	34.2	34.9	35.6	36.3	37.1	37.8	38.5
2 月男	身长 /cm	54.9	56.2	57.5	59.0	60.4	61.7	63.0
	体重 /kg	4.7	5.0	5.4	5.8	6.2	6.7	7.1
	头围 /cm	36.9	37.6	38.3	39.1	39.9	40.6	41.3
2 月女	身长 /cm	53.8	55.0	56.3	57.7	59.1	60.4	61.6
	体重 /kg	4.4	4.7	5.0	5.4	5.8	6.2	6.6
	头围 /cm	36.2	36.8	37.5	38.2	39.0	39.6	40.3
3 月男	身长 /cm	58.0	59.4	60.7	62.2	63.7	65.1	66.4
	体重 /kg	5.5	5.9	6.3	6.8	7.3	7.8	8.3
	头围 /cm	38.3	39.0	39.7	40.5	41.3	42.0	42.7

（续表）

年龄、性别	身长、体重、头围	P_3	P_{10}	P_{25}	P_{50}	P_{75}	P_{90}	P_{97}
3月女	身长/cm	56.7	58.0	59.3	60.8	62.2	63.5	64.8
	体重/kg	5.1	5.4	5.8	6.2	6.7	7.2	7.6
	头围/cm	37.5	38.1	38.8	39.5	40.3	41.0	41.6
4月男	身长/cm	60.5	61.9	63.3	64.8	66.4	67.8	69.1
	体重/kg	6.1	6.5	7.0	7.5	8.1	8.6	9.2
	头围/cm	39.4	40.1	40.8	41.6	42.4	43.1	43.9
4月女	身长/cm	59.1	60.4	61.7	63.3	64.8	66.1	67.4
	体重/kg	5.6	6.0	6.4	6.9	7.4	7.9	8.4
	头围/cm	38.5	39.1	39.8	40.6	41.4	42.1	42.7
5月男	身长/cm	62.5	63.9	65.4	66.9	68.5	69.9	71.3
	体重/kg	6.6	7.0	7.5	8.0	8.6	9.2	9.8
	头围/cm	40.3	41.0	41.7	42.5	43.4	44.1	44.9
5月女	身长/cm	61.0	62.4	63.8	65.3	66.9	68.2	69.6
	体重/kg	6.0	6.4	6.9	7.4	7.9	8.5	9.1
	头围/cm	39.3	40.0	40.7	41.5	42.3	43.0	43.7
6月男	身长/cm	64.2	65.7	67.1	68.7	70.3	71.8	73.2
	体重/kg	6.9	7.4	7.9	8.4	9.1	9.7	10.3
	头围/cm	41.1	41.8	42.5	43.4	44.2	44.9	45.7
6月女	身长/cm	62.7	64.1	65.5	67.1	68.7	70.1	71.5
	体重/kg	6.4	6.8	7.2	7.8	8.4	9.0	9.6
	头围/cm	40.0	40.7	41.4	42.2	43.0	43.8	44.5
7月男	身长/cm	65.7	67.2	68.7	70.3	71.9	73.4	74.9
	体重/kg	7.2	7.7	8.2	8.8	9.5	10.1	10.8
	头围/cm	41.8	42.5	43.2	44.0	44.9	45.6	46.4

（续表）

年龄、性别	身长、体重、头围	P_3	P_{10}	P_{25}	P_{50}	P_{75}	P_{90}	P_{97}
7月女	身长/cm	64.2	65.6	67.1	68.7	70.3	71.7	73.1
	体重/kg	6.7	7.1	7.6	8.1	8.8	9.4	10.0
	头围/cm	40.7	41.4	42.1	42.9	43.7	44.5	45.2
8月男	身长/cm	67.1	68.6	70.1	71.7	73.4	74.9	76.4
	体重/kg	7.5	8.0	8.5	9.1	9.8	10.4	11.1
	头围/cm	42.4	43.1	43.8	44.6	45.5	46.2	47.0
8月女	身长/cm	65.6	67.0	68.5	70.1	71.7	73.2	74.7
	体重/kg	6.9	7.4	7.9	8.4	9.1	9.7	10.4
	头围/cm	41.2	42.0	42.7	43.5	44.3	45.0	45.8
9月男	身长/cm	68.3	69.8	71.4	73.1	74.7	76.3	77.8
	体重/kg	7.7	8.2	8.7	9.4	10.1	10.8	11.5
	头围/cm	42.8	43.5	44.3	45.1	46.0	46.7	47.5
9月女	身长/cm	66.8	68.3	69.8	71.5	73.1	74.6	76.1
	体重/kg	7.2	7.6	8.1	8.7	9.4	10.0	10.8
	头围/cm	41.7	42.4	43.2	44.0	44.8	45.6	46.3
10月男	身长/cm	69.5	71.0	72.6	74.3	76.0	77.6	79.1
	体重/kg	7.9	8.4	9.0	9.6	10.3	11.0	11.8
	头围/cm	43.2	43.9	44.7	45.5	46.4	47.1	47.9
10月女	身长/cm	68.1	69.6	71.1	72.8	74.5	76.0	77.5
	体重/kg	7.4	7.8	8.3	9.0	9.6	10.3	11.1
	头围/cm	42.1	42.9	43.6	44.4	45.2	46.0	46.8
11月男	身长/cm	70.7	72.2	73.8	75.5	77.3	78.8	80.4
	体重/kg	8.1	8.6	9.2	9.8	10.6	11.3	12.0
	头围/cm	43.6	44.3	45.0	45.8	46.7	47.5	48.3

（续表）

年龄、性别	身长、体重、头围	P_3	P_{10}	P_{25}	P_{50}	P_{75}	P_{90}	P_{97}
11月女	身长/cm	69.2	70.8	72.3	74.0	75.7	77.3	78.8
	体重/kg	7.6	8.0	8.6	9.2	9.9	10.6	11.4
	头围/cm	42.5	43.2	44.0	44.8	45.6	46.4	47.1
1岁男	身长/cm	71.7	73.3	74.9	76.7	78.5	80.1	81.6
	体重/kg	8.3	8.8	9.4	10.1	10.8	11.5	12.3
	头围/cm	43.8	44.6	45.3	46.1	47.0	47.8	48.6
1岁女	身长/cm	70.4	71.9	73.5	75.2	77.0	78.6	80.1
	体重/kg	7.7	8.2	8.8	9.4	10.1	10.9	11.6
	头围/cm	42.8	43.5	44.3	45.1	45.9	46.7	47.5
1岁1月男	身长/cm	72.8	74.4	76.0	77.8	79.6	81.2	82.8
	体重/kg	8.4	9.0	9.6	10.3	11.0	11.7	12.5
	头围/cm	44.1	44.8	45.5	46.4	47.2	48.0	48.8
1岁1月女	身长/cm	71.4	73.0	74.6	76.4	78.2	79.8	81.4
	体重/kg	7.9	8.4	9.0	9.6	10.4	11.1	11.9
	头围/cm	43.1	43.8	44.5	45.4	46.2	47.0	47.8
1岁2月男	身长/cm	73.8	75.4	77.1	78.9	80.7	82.4	84.0
	体重/kg	8.6	9.2	9.7	10.5	11.2	12.0	12.8
	头围/cm	44.3	45.0	45.8	46.6	47.5	48.2	49.0
1岁2月女	身长/cm	72.5	74.1	75.7	77.5	79.3	81.0	82.6
	体重/kg	8.1	8.6	9.2	9.8	10.6	11.3	12.2
	头围/cm	43.3	44.1	44.8	45.6	46.5	47.3	48.0
1岁3月男	身长/cm	74.8	76.5	78.1	80.0	81.8	83.5	85.1
	体重/kg	8.8	9.3	9.9	10.7	11.4	12.2	13.0
	头围/cm	44.5	45.2	46.0	46.8	47.7	48.5	49.3

（续表）

年龄、性别	身长、体重、头围	P_3	P_{10}	P_{25}	P_{50}	P_{75}	P_{90}	P_{97}
1岁3月 女	身长/cm	73.5	75.2	76.8	78.6	80.5	82.1	83.8
	体重/kg	8.3	8.8	9.3	10.0	10.8	11.6	12.4
	头围/cm	43.5	44.3	45.0	45.9	46.7	47.5	48.3
1岁4月 男	身长/cm	75.8	77.5	79.2	81.0	82.9	84.6	86.3
	体重/kg	9.0	9.5	10.1	10.9	11.7	12.4	13.3
	头围/cm	44.7	45.4	46.2	47.0	47.9	48.7	49.4
1岁4月 女	身长/cm	74.6	76.2	77.9	79.7	81.6	83.3	84.9
	体重/kg	8.4	9.0	9.5	10.3	11.0	11.8	12.7
	头围/cm	43.7	44.5	45.2	46.1	46.9	47.7	48.5
1岁5月 男	身长/cm	76.8	78.5	80.2	82.1	84.0	85.7	87.4
	体重/kg	9.1	9.7	10.3	11.1	11.9	12.7	13.5
	头围/cm	44.9	45.6	46.3	47.2	48.0	48.8	49.6
1岁5月 女	身长/cm	75.5	77.2	78.9	80.8	82.7	84.4	86.1
	体重/kg	8.6	9.1	9.7	10.5	11.3	12.1	12.9
	头围/cm	43.9	44.6	45.4	46.2	47.1	47.9	48.7
1岁6月 男	身长/cm	77.7	79.4	81.2	83.1	85.0	86.8	88.5
	体重/kg	9.3	9.9	10.5	11.3	12.1	12.9	13.8
	头围/cm	45.1	45.8	46.5	47.4	48.2	49.0	49.8
1岁6月 女	身长/cm	76.5	78.2	79.9	81.9	83.8	85.5	87.2
	体重/kg	8.8	9.3	9.9	10.7	11.5	12.3	13.2
	头围/cm	44.1	44.8	45.6	46.4	47.3	48.1	48.8
1岁7月 男	身长/cm	78.6	80.4	82.1	84.1	86.1	87.8	89.6
	体重/kg	9.5	10.1	10.7	11.5	12.3	13.2	14.0
	头围/cm	45.2	46.0	46.7	47.5	48.4	49.2	50.0

（续表）

年龄、性别	身长、体重、头围	P_3	P_{10}	P_{25}	P_{50}	P_{75}	P_{90}	P_{97}
1岁7月女	身长/cm	77.5	79.2	80.9	82.9	84.8	86.6	88.3
	体重/kg	9.0	9.5	10.1	10.9	11.7	12.6	13.5
	头围/cm	44.2	45.0	45.7	46.6	47.4	48.2	49.0
1岁8月男	身长/cm	79.6	81.3	83.1	85.1	87.1	88.9	90.6
	体重/kg	9.7	10.3	10.9	11.7	12.6	13.4	14.3
	头围/cm	45.4	46.1	46.9	47.7	48.6	49.4	50.2
1岁8月女	身长/cm	78.4	80.2	81.9	83.9	85.9	87.6	89.4
	体重/kg	9.1	9.7	10.3	11.1	12.0	12.8	13.8
	头围/cm	44.4	45.1	45.9	46.7	47.6	48.4	49.2
1岁9月男	身长/cm	80.5	82.3	84.1	86.1	88.1	89.9	91.7
	体重/kg	9.8	10.5	11.1	11.9	12.8	13.7	14.6
	头围/cm	45.6	46.3	47.0	47.9	48.8	49.6	50.4
1岁9月女	身长/cm	79.3	81.1	82.9	84.9	86.9	88.7	90.4
	体重/kg	9.3	9.9	10.5	11.3	12.2	13.1	14.0
	头围/cm	44.6	45.3	46.1	46.9	47.8	48.6	49.4
1岁10月男	身长/cm	81.4	83.2	85.0	87.0	89.1	90.9	92.7
	体重/kg	10.0	10.6	11.3	12.2	13.0	13.9	14.8
	头围/cm	45.7	46.5	47.2	48.1	48.9	49.7	50.5
1岁10月女	身长/cm	80.2	82.0	83.8	85.8	87.9	89.7	91.5
	体重/kg	9.5	10.1	10.7	11.5	12.4	13.3	14.3
	头围/cm	44.7	45.4	46.2	47.1	47.9	48.7	49.5
1岁11月男	身长/cm	82.2	84.1	85.9	88.0	90.0	91.9	93.7
	体重/kg	10.2	10.8	11.5	12.4	13.3	14.2	15.1
	头围/cm	45.9	46.6	47.4	48.2	49.1	49.9	50.7
1岁11月女	身长/cm	81.1	82.9	84.7	86.8	88.8	90.7	92.5
	体重/kg	9.7	10.3	10.9	11.7	12.6	13.6	14.6
	头围/cm	44.8	45.6	46.3	47.2	48.1	48.9	49.7

（续表）

年龄、性别	身长、体重、头围	P_3	P_{10}	P_{25}	P_{50}	P_{75}	P_{90}	P_{97}
2岁男	身长/cm	82.4	84.2	86.1	88.2	90.3	92.2	94.0
	体重/kg	10.4	11.0	11.7	12.6	13.5	14.4	15.4
	头围/cm	46.0	46.7	47.5	48.3	49.2	50.0	50.8
2岁女	身长/cm	81.2	83.0	84.9	87.0	89.1	90.9	92.8
	体重/kg	9.8	10.4	11.1	11.9	12.9	13.8	14.8
	头围/cm	45.0	45.7	46.5	47.3	48.2	49.0	49.8
2岁3月男	身长/cm	84.8	86.7	88.6	90.8	93.0	94.9	96.8
	体重/kg	10.8	11.5	12.2	13.1	14.1	15.1	16.1
	头围/cm	46.3	47.1	47.8	48.7	49.5	50.4	51.2
2岁3月女	身长/cm	83.6	85.5	87.4	89.5	91.7	93.6	95.5
	体重/kg	10.3	10.9	11.6	12.5	13.5	14.4	15.5
	头围/cm	45.3	46.0	46.8	47.6	48.5	49.3	50.2
2岁6月男	身长/cm	87.0	88.9	91.0	93.2	95.4	97.4	99.4
	体重/kg	11.2	12.0	12.7	13.7	14.7	15.7	16.7
	头围/cm	46.6	47.3	48.1	48.9	49.8	50.6	51.5
2岁6月女	身长/cm	85.7	87.7	89.7	91.9	94.1	96.1	98.1
	体重/kg	10.7	11.4	12.1	13.0	14.1	15.1	16.2
	头围/cm	45.5	46.3	47.1	47.9	48.8	49.7	50.5
2岁9月男	身长/cm	89.0	91.0	93.1	95.4	97.7	99.8	101.8
	体重/kg	11.6	12.4	13.2	14.2	15.2	16.3	17.4
	头围/cm	46.8	47.5	48.3	49.2	50.0	50.9	51.7
2岁9月女	身长/cm	87.7	89.8	91.8	94.1	96.4	98.4	100.5
	体重/kg	11.1	11.8	12.6	13.6	14.6	15.7	16.9
	头围/cm	45.8	46.6	47.3	48.2	49.1	49.9	50.8

资料来源：《7岁以下儿童生长标准》（WS/T 423—2022）。

表2-3 0～6个月宝宝每日运动、饮食建议表

月龄	日常喂养规划	食物种类	摄入量	大运动训练	精细运动训练
0～1月	每个宝宝饮食习惯、身体状况、消化状况、运动量等不同，故每日饮食建议仅作参考，日常按需喂养为主	母乳（推荐）/配方奶	每日8～10次，刚出生第1天5～7 mL/次；4～5天后30 mL/次，一周后可达60～90 mL/次	不着急	不着急
1～2月			每日喂6～7次，每次间隔3.5～4 h，90～120 mL/次，最多不宜超过150 mL/次	抬头锻炼，选择宝宝吃奶前1 h，俯卧位让宝宝头部离开床10 s左右，每天可锻炼2～3次。注意帮宝宝擦住下巴以免窒息	把手指塞到宝宝手中让宝宝练习握拳
2～3月			每日喂6～7次，每次间隔3.5～4 h，90～120 mL/次，按需喂养为主，无须专门叫醒宝宝喂奶	通过在宝宝面前摇晃玩具，锻炼其自主抬头能力，30～60s/次	用玩具锻炼手抓物的能力
3～4月			每日喂5～6次，约150 mL/次，根据个体食量而定，开始有意识地把间隔时间拉长，夜间喂奶时间隔比白天长	俯卧位用玩具逗引，让宝宝抬头达45°～90°。同时尝试训练翻身，俯卧位锻炼其躯体力量	抓住宝宝手腕，尝试抓玩具，摇晃有声音的玩具
4～5月			每日喂5次，每次间隔4 h，约200 mL/次，宜超过240 mL/次	继续用玩具逗引训练翻身，同时在宝宝空腹且不饥饿状态下尝试拉坐训练	用较大玩具引宝宝伸手去拿去抓，主动拿起玩具摇晃
5～6月				尝试训练宝宝背部力量，帮助其靠坐，每次时间不宜过长，每天1～2次，每次10 min左右	用玩具训练抓握，投掷、训练大拇指参与抓握
小贴士	①此年龄段仅需喂奶，无须喂水、果汁等其他食物。②每天小便次数不足5次说明奶量不足；每天小便6次及以上，大便2～4次，并且大便柔软无异常为宜				

表2-4 6～12个月宝宝每日运动、饮食建议表

月龄	日常喂养规划	辅食摄入量	适合食材	喂奶量	大运动训练	精细运动训练
6～7月	每个宝宝饮食习惯、身体状况、消化状况、运动量等不同，故每日饮食建议仅作参考，日常以按需喂养为主	每天1顿辅食，每顿后可尝试2～3勺，适应后可尝试代替1顿奶	泥状食物，首先尝试含强化铁的婴儿米粉，之后可逐渐尝试肉泥、肝泥、水果泥	每天喂5次，每天800～1000 mL的奶量	在靠坐基础上进行独立坐训练，每次1～2 min。托住宝宝腹部进行匍行训练，每天2～3次，每次10 min	锻炼用手掌的桡侧一把抓住比较大的物体，把玩、抓起积木等大物体
7～8月		从每天1顿逐渐增加到每天2顿辅食，每顿2/3碗，可分别放在上午、下午、逐步替代1～2顿奶。每天谷薯类食物3～8勺，蔬菜、水果各1/3碗，动物类、豆类食物各3～4勺	从泥状逐渐过渡到碎末状的食物，如碎末状水果和蔬菜；8个月之后可尝试手抓食物，如手指面包、蒸熟的蔬菜棒（块）；9个月后基本可用杯子进食液体食物。推荐食物：胡萝卜薯泥、虾仁西蓝花碎粥、三文鱼蔬菜糊等	每天喂3～4次，每天700～800 mL的奶量	可以用玩具逗引宝宝继续进行从匍行到爬行的练习，每次15 min。还可帮助宝宝从仰卧到俯卧、再从俯卧回到仰卧的翻滚训练，每次5 min	给宝宝较小物品锻炼手的精细动作，注意看住宝宝，不要让宝宝误食
8～9月					继续进行爬行训练，每天1～2次，每次30～60 min。可制造小障碍引导宝宝爬越过	锻炼两只手主动抓物，或把东西从一只手换到另一只手
9～10月					牵着宝宝尝试帮助其站立、坐下，鼓励其迈步	锻炼食指垂直拿手物体表面起物体
10～12月		每天2～3顿，加餐1顿。每天谷薯类食物1/2～3/4碗，蔬菜、水果各1/3碗，水果各1/2碗，动物类、豆类食物各4～6勺	逐渐过渡到碎块状、丁块状、手指状食物。推荐食物：软米饭、手抓面包、磨牙饼干等	每天喂2～4次，每天600～700 mL的奶量	10～12个月为学会走做准备：10个月学会扶栏站起；11个月学会扶物蹲下捡玩具；12个月能够独立时间比较长，拉手可以走	慢慢锻炼手的精细动作，精细锻炼笔在纸上画出痕迹，或者给些小物体放在小瓶中等

表2-5 1岁婴幼儿每日运动、饮食建议表

日常喂养规划	食物种类		摄入量	适合食材	每日运动时长	推荐运动项目
每个宝宝饮食习惯、身体状况、消化状况、运动量等不同，故每日饮食建议仅作参考	主食	谷类	50～100 g	大米、燕麦煮的米饭、米糊等	少量多次运动，运动总时长保证每天至少累积180 min	在学习独立走路的基础上，逐步进行带宝宝进行走S形、倒楼梯走、爬楼梯、跳接球、攀爬等训练
		薯类	适量，不超主食1/4	马铃薯、红薯等软块状食物		
	蔬菜类		50～150 g，绿叶菜占比1/3以上	青豆、茅菜等当地应季蔬菜，尤其推荐深绿色蔬菜		
	水果类		50～150 g	推荐当地应季水果，可食用西梅、火龙果等帮助宝宝顺利排便		
	肉蛋类	肉类	50～75 g	牛肉、猪瘦肉、鱼类		
		蛋类	25～50 g鸡蛋（至少一个鸡蛋黄）	鸡蛋羹或碾得稍碎的白煮蛋		
	奶类		400～600 mL	母乳或配方奶，也可开始尝试生牛乳		
	大豆类		5～10 g	相当于15～30 g的北豆腐		
	坚果		≤8 g	建议磨成粉状或颗粒状拌饭		
	盐		<1.5 g	—		

表 2-6 2 岁幼儿每日运动、饮食建议表

日常喂养规划	食物种类		摄入量	适合食材	每日运动时长	推荐运动项目
每个宝宝饮食习惯、身体状况、消化状况、运动量等不同，故每日饮食建议仅作参考	主食	谷类	75～125 g	食用方法与成年人无异	少量多次运动，运动总时长保证每天至少累积180 min	建议家长多陪伴孩子进行一些促进肢体协调的运动，可以通过做游戏的方式让孩子参与运动。在保证孩子安全的前提下，做走、跑、跳跃、上下台阶、捡树叶、玩沙子、踢足球、扔球或者沙袋之类的运动。发展运动技能阶段，比如走路，在地上爬滚、用铲子挖土、玩滑梯、跑步、搭积木房子、接球和扔球等。2岁的孩子可开始抓住扶手上下楼梯、用脚踢球，用手扔球。这个年龄段运动的主要目的是让孩子的四肢活动起来
		薯类	适量，不超主食 1/4	马铃薯、红薯等，食用方法与成年人无异		
	蔬菜类		100～200 g，绿叶菜占比 1/3 以上	西蓝花、番茄等当地应季蔬菜，尤其推荐深绿色蔬菜		
	水果类		100～200 g	推荐当地应季水果，可食用西梅、火龙果等帮助宝宝顺利排便		
	肉蛋类	肉类	50～75 g	牛肉、猪瘦肉、鱼类		
		蛋类	50 g 鸡蛋（至少一个鸡蛋黄）	食用整个白煮蛋、炒蛋		
	奶类		350～500 mL 及以上	液态奶或相当量的奶制品		
	大豆类		5～15 g	相当于 15～45g 的北豆腐		
	坚果		—	如需少量摄取建议磨成粉状、颗粒状拌饭		
	盐		<1.5 g	—		

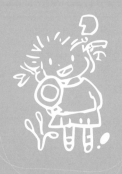

3岁左右，很多宝宝的生活都发生了翻天覆地的大变化：恭喜，宝宝要上幼儿园了！

在上幼儿园之前，宝宝应具备基本的自理能力，可以自己穿衣、吃饭、上厕所，能听从老师和集体的指令，有集体意识，能适应幼儿园集体环境等，这些和宝宝的生长发育有关系——这也是为何有些2岁多的宝宝能很好地适应幼儿园生活，有的宝宝四五岁仍有比较严重的"分离焦虑"。

我们把宝宝3～5岁这一时期称为幼儿期。与前面所讲的婴幼儿期不同，幼儿期宝宝整体生长发育如乘火箭般飞速，这会让很多家长啧啧称奇，但养育幼儿期宝宝也需更花心思，也会由此生出各种育儿问题。

别着急，看完本节内容，了解幼儿期宝宝生长发育特点与养育建议，相信你能帮助宝宝健康成长，平稳度过幼儿期，为下一阶段的成长打下好基础。

本节你将学到幼儿期宝宝生长发育相关内容。

① 身高、体重特点：体格生长速率逐年放缓，进入稳步发育阶段。

② 大脑认知发育特点：精细动作、语言能力飞速进步。

③ 日常运动建议：尽可能地为孩子创造跑跳玩耍的空间。

④ 日常饮食建议：食物种类和膳食结构已开始接近成年人。

✦ 幼儿期宝宝生长发育特点

不同阶段，孩子生长模式受体内激素、遗传因素等不同方面的影响而有所不同。作为家长，了解孩子在不同时期的身高增长特点，让心里有底，能在一定程度上缓解焦虑情绪。

3 ～ 4 岁：每年增长 6 ～ 7 cm；
4 ～ 6 岁：每年增长 5 ～ 6 cm。

可以看出，幼儿期宝宝身高增长迅速，但生长速率逐年放缓，有的家长见宝宝越长越慢，难免心里着急。其实，孩子的身高、体重只要在生长曲线数值第 3 百分位数至第 97 百分位数之间，就属于正常范围，大可不必担心。

关于体重，儿科门诊也常见类似的案例：家长很焦急地带孩子来看医生，说孩子 2 岁之前胖乎乎的，到了 3 岁之后则变得比较瘦小。其实，幼儿期宝宝长不胖，原因多种多样，除了与体质、营养、饮食、睡眠、疾病、运动量、遗传等因素有关之外，还与生长速度相关。

从国家卫健委《7 岁以下儿童生长标准》（WS/T 423—2022）可见，幼儿期宝宝平均每年身高增长 5 ～ 6 cm，而体重每年只增加 1.5 ～ 2 kg。换言之，宝宝从"婴儿肥"变瘦，是因为身高"抽条"，外加运动量相较婴幼儿期增多了。

✦ 除了身高、体重的生长发育，家长还需关注以下情况

① 宝宝通常在 3 岁之前长齐 20 颗乳牙；等到了 6 岁开始换牙、长恒牙。

② 胸围可反映孩子胸部、胸背肌肉和肺脏的发育情况。可根据"头围 + 周岁数 = 胸围"计算。一般而言，3 ～ 6 岁男孩头围在 49.1 ～ 50.8 cm，

女孩头围在 48.1 ～ 50 cm。要注意头围过大、过小的情况。

✦ 幼儿期宝宝大脑认知、精细动作发育特点

3 ～ 4 岁的宝宝可以做精细的动作，幼儿园也会开始教授涂鸦、折纸等课堂小游戏，宝宝能画一些简单的图案；4 ～ 5 岁的宝宝可以画比较完整的小人，有头、身及四肢，能画出圆形的、三角形的和正方形的东西，如太阳、苹果等；等到了 5 ～ 6 岁，宝宝能用铅笔书写简单的汉字和 10 以内的阿拉伯数字——这些进步，皆因宝宝的脑功能及小肌肉的发育日趋完善。

✦ 语言表达能力也会随宝宝的年龄增长而显著提高

3 岁时，宝宝能说出自己的名字，家长性别、年龄，家庭主要成员的姓名。能听明白几百个字音的含义，并可以用这些字音来组成简单的句子。

4 岁时，宝宝的说话能力明显提高，可以简单地向父母叙述自己所做的事，语法比较正确，句子也比较完整。能清楚地表达自己的要求、意愿和见闻，还可以学大人讲简短的故事。

5 岁时，宝宝能听懂周围人的对话，愿意同周围人交谈。可以在看完儿童画册后比较完整、连贯地讲述故事内容。

等到了 6 岁，宝宝说话已相当流利，能用词汇来表达自己的意思，能根据语句的内容调整声调。对周围事物具有初步的分析能力，认识的字增多，有的可认识一百余字。这段时间，若想要促进宝宝脑功能发育，家长可以鼓励宝宝多动手实践，如画画、折纸、剪贴等，训练孩子手脑并用，提高动手能力，进一步促进脑功能的发育；讲故事、角色扮演游戏等，也有利于培养宝宝的语言表达能力。

✦ 幼儿期宝宝大动作发育进程与运动锻炼建议

宝宝步入幼儿期，家长依然要关注其大动作发育。可以说，宝宝大动作发育到了哪个阶段，证明宝宝的大脑发育到了哪个阶段。不过，也存在部分孩子在对应年龄段的大动作发育稍早或稍晚，但其他生长指标无异常的情况。健康宝宝的大动作发育是一个水到渠成的过程，也可以通过一些运动锻炼促进大动作发育。

✦ 3～6岁大动作发育进程与适龄运动建议

3～4岁的宝宝可以单脚跳和单脚站立至少5 s，独脚向前跳1～3步，蹦跳，在没有人帮助的情况下可以上下楼，可以向前踢球，将球扔出手，多数情况下可以抓住跳动的球，灵活地前后运动。

这一阶段的宝宝，适合进行快步走、跑、跳、上下楼、跳远、接抛球等运动。在这些动作中创造相应的互动游戏，如抛接球、老鹰抓小鸡、跳房子等都能促进孩子身体发育和骨骼生长。需要注意，这一阶段的宝宝自控、判断和协调能力仍处于发育阶段，运动时必须注意监护。

4～5岁的宝宝能单脚跳跃，单脚站立10 s以上或更长时间，能快跑、单脚跳或翻跟头，走10 cm宽的平衡木，摇摆或攀爬，可以跳过20 cm高的物体，可能会跳绳、跳床、荡秋千。

相比3岁左右的宝宝，这一阶段的宝宝平衡感更强，适合进行更多户外运动与游戏。可以让宝宝学习骑自行车；或进行时间稍长的有氧运动，比如爬山等；也可以做操、跳舞等。这些强度较低、运动时间较长，有节奏地持续应用大肌肉的运动，不仅能促进体格生长发育，还可以增强心肺功能，可根据宝宝身体素质控制时长，每次运动持续10～30 min，每天多次。

5～6岁的宝宝跑跳自如，能协调身体的基本动作，独脚跳7～10步，能连续走20～30 min的路程。跑的时候会躲闪、追逐，跑得协调、平衡能力较强；会拍球、踢球，可以边跑边拍，边跑边踢；开始喜欢集体游戏，在玩的过程中，常常改变规则，创造新花样。

宝宝在5岁左右时投掷能力会得到提高，能逐渐学会投掷时挥臂、甩腕动作，动作较有力、协调，投掷的距离也较远，投掷的方向掌握较好。

同时，幼儿期宝宝的心血管发育比运动系统的发育迟缓一些，早期不建议开展体力消耗的运动。一些对抗性稍强的运动，比如篮球、羽毛球等，建议等到宝宝5岁之后，甚至6岁之后再尝试，避免过早要求幼儿期宝宝完成超出其能力的运动。

过早地让宝宝进行力所不能及的运动，宝宝的基本动作技能不仅不会发展得更快，反而可能引起其挫败感。而且，在幼儿期过早进行专项化训练，可能对成长中的宝宝造成身心压力，使他们过早"精疲力竭"，并且增加运动损伤的风险。

总之，幼儿期宝宝的运动能力越来越强，逐渐熟练掌握跳、跑、踢、抛、接、滑动、转动等运动技能。这些看似很简单的动作，却是今后宝宝运动能力和智力进一步正常发展的重要基础。

想要帮助这一阶段的宝宝长高，可以有意识地引导宝宝进行适当的肌肉强化运动和骨质强化运动，跑、跳、翻滚能刺激骨骼生长，投掷沙包、投球、跳绳等锻炼肢体、关节的运动能增强肌力。

每天运动时长也有明确规定。国家卫健委印发的《健康儿童行动提升计划（2021—2025年）》提出，幼儿期宝宝各类体育活动至少要达到3 h，其中至少要有1 h是中等强度到高强度的身体活动，而且最好是户外活动。科学研究表明，每天2 h以上的户外运动，能够有效预防儿童近视。

✦ 幼儿期宝宝日常饮食建议

幼儿期是饮食行为和生活方式形成的关键时期，这一时期宝宝摄入的食物种类和膳食结构已开始接近成人。一般来说，这一阶段的宝宝可同成人一样食用米饭、面食、菜肴，但仍要避免过于坚硬、油多或味大的食物。饮食要多样化，荤素搭配，粗细粮交替，保证营养均衡，饭后需添加水果，满足身体各项机能在快速发育阶段所需的各类营养。

原则上，3～6岁的孩子每天应该吃5～6顿饭（包括加餐），多数幼儿园会给孩子提供5餐，也就是提供了全天80%～100%的每日能量需要。孩子回家之后怎么吃要看孩子的具体情况。

比如，宝宝上课外班时运动量比较大，回家之后可以再加餐一次。如果回家后正赶上晚饭，可以再和家人一起吃一点。不过这一餐不建议吃得太多，吃得太多不利于消化，也会影响孩子晚上睡眠，小份的蔬菜、主食、蛋白类食物是比较推荐的。如果宝宝从幼儿园回家之后，并不觉得饿，家长不需要强迫孩子进食，可以在睡前1 h给宝宝喝杯鲜牛奶。

推荐以下助长健脑的食物，对宝宝的生长发育大有裨益：

① 奶制品、豆制品：补充钙质，促进骨骼发育。

② 红肉：补充蛋白质，是肌肉的基石。

③ 鲜鱼：含有丰富的钙、蛋白质和不饱和脂肪酸，是儿童优秀的健脑食物。

④ 蛋黄：含有胆碱和卵磷脂等脑细胞所必需的营养物质。

⑤ 香蕉：富含钾离子，促进孩子健康发育。

⑥ 柑橘：维生素含量比其他水果高3～8倍。

⑦ 坚果类（最好未被加工）：富含钙质，是孩子理想的小零食。

⑧ 猪肝等动物内脏、猪血等动物血：含铁丰富，促进生长发育，促进新陈代谢。

其中重点和大家说说宝宝的喝奶问题。幼儿期宝宝没有必要继续喝配方奶，可以选择鲜牛奶，每天喝 350～500 mL，或鲜牛奶与酸奶搭配，每天喝 300 mL 鲜牛奶和 150 mL 酸奶。但需注意，奶酪棒、奶片属于小零食范畴，蛋白质含量较低而含糖量较高，不建议作为补钙的奶制品每天给宝宝吃。

还有家长比较关注的补充剂问题：是否需要在幼儿期给宝宝补钙、补铁、吃鱼油、补充维生素？实际上，再没有能比日常三餐更好的补充营养的途径。如果宝宝每日饮食正常，不挑食，也没有明显缺少营养的症状，并不需要给宝宝吃额外的补充剂。如果出现了营养不良的情况，也建议在医生指导下添加营养补充剂，而非自行添加。维生素 D_3 可以通过足够的户外运动补充。晒晒太阳，也能促进宝宝对钙的吸收，帮助宝宝长高长大。

家长在宝宝幼儿期常见 Q & A

家长问 孩子今年 5 岁，在班里偏矮，常常被误认为还在念小班。自从上了幼儿园之后就无法很好掌握孩子的日常饮食，该怎么帮助孩子补充营养、助高?

和其他同龄孩子比身高，本身就具有非常强的主观性，家长也容易被自己的焦虑情绪带偏，比如，把班里最高的孩子看作是该年龄段幼儿的普遍身高。因此，家长应定期为孩子测量身高、体重、头围，对比官方的身长、体重、头围百分位曲线图，来观察自家孩子的生长发育状态是否合格。 **姚主任**

如果孩子确实生长发育较为落后，也不一定是营养不良的原因。

营养会优先满足头围的生长，其次是身高，最后是体重。假如真是营养不良影响生长发育的话，首先是孩子的体重被影响，即体重先出现生长不良，体形日渐消瘦；随后身高增长开始减慢；严重的营养不良甚至会影响头围的增长。所以，如果身高增长不足，而体重生长正常、体形匀称的孩子，通常所摄入的营养是足够的。家长需要做的，是带孩子就医查明其原因，而不能盲目增加营养补充剂。

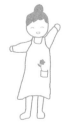

宝宝 2 岁多，喜静不喜动，一出门就哭闹要抱，不敢送去幼儿园。观察到她总是脚尖着地走路，容易跌倒，脚底板平，双脚无力，这种情况有没有问题？该怎么帮助宝宝学走路？

通常在宝宝扶站到刚刚开始学会独自走路的这段时间，会有踮脚走路的现象，但是随着生长发育，这种情况就会消失。如果孩子在学会走路一段时间后或者下蹲的时候也常脚尖站立，而且平时走路时踮脚走的频率很高，建议及时就医，鉴别是否为病理性尖足。

此外，宝宝刚学会走路，腿部肌肉还不够发达，控制能力也不强，所以走路不太稳，容易跌倒也很正常，但如果 3 岁以后，走路跌倒还过于频繁，或者自己容易把自己绊倒，就要检查髋关节是否出了问题。

孩子上幼儿园后频繁感冒发热，几乎每个月都要生病一两次。这会影响孩子的生长发育吗？

感冒会对身体的部分机能产生影响，会加速孩子身体代谢耗费的能量；还会对消化功能有影响，孩子容易厌食、消化不良，这也会影响孩子长高和成长发育。

少数情况下，感冒还会诱发幼年特发性关节炎，2～4 岁和 8～10 岁的孩子尤其高发。这是因为在呼吸道感染后，体内会产生针对病原菌的抗休，抗休沉积到滑膜表面，导致滑膜炎症、增生、渗出和关节腔积液，表现出来的症状就是关节疼痛、肿胀及活动受限。病情严重的，或者错过最佳治疗期的，轻则生长发育受限，重则关节畸形、残疾。

但从另一方面看，孩子来到幼儿园这种大环境，尚且脆弱的免疫系统无法抵御纷杂环境中的病菌，时不时得个小感冒是正常的，这也是免疫系统不断更新加强的过程。家长需学习病后调理的方法，带孩子进行适当的运动，增强其免疫力，孩子生病的概率也会逐渐降低，家长无须太担心。

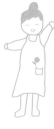

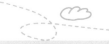

附件 幼儿期宝宝养育总表

表 2-7 3～5岁男、女孩年龄别身高、体重百分位数值表

年龄、性别	身高、体重	P_3	P_{10}	P_{25}	P_{50}	P_{75}	P_{90}	P_{97}
3岁男	身高/cm	90.9	93.0	95.1	97.5	99.9	102.0	104.1
	体重/kg	12.0	12.8	13.6	14.6	15.8	16.9	18.0
3岁女	身高/cm	89.7	91.8	93.9	96.2	98.5	100.7	102.7
	体重/kg	11.5	12.3	13.1	14.1	15.3	16.4	17.7
4岁男	身高/cm	97.6	99.9	102.3	104.9	107.5	109.8	112.2
	体重/kg	13.6	14.5	15.5	16.7	18.1	19.4	20.8
4岁女	身高/cm	96.5	98.8	101.1	103.7	106.3	108.6	110.9
	体重/kg	13.1	14.0	15.0	16.2	17.6	18.9	20.5
5岁男	身高/cm	104.1	106.6	109.1	112.0	114.8	117.4	119.9
	体重/kg	15.3	16.4	17.6	19.1	20.7	22.4	24.2
5岁女	身高/cm	103.0	105.5	108.0	110.8	113.6	116.1	118.6
	体重/kg	14.7	15.8	16.9	18.4	20.0	21.6	23.4

资料来源：《7岁以下儿童生长标准》(WS/T 423—2022)

表 2-8　3 岁幼儿每日运动、饮食建议表

日常喂养规划	食物种类		摄入量	适合食材	每日运动时长	推荐运动项目
每个宝宝习惯、身体状况、消化状况、运动量等不同，故每日饮食建议仅作参考	主食	谷类	70～125 g，粗粮占比小于 1/5	大米、小米混合的米饭	每天至少进行 3 h 运动，其中至少有 1 h 属于户外运动。建议运动时间分配：每小时进行 15 min 的轻度、中度运动	模仿游戏、互动游戏、快步走、跑、上下楼、跳、接抛球、跳远、老鹰抓小鸡、跳房子、模仿小动物跑跳、带扶把平衡车、骑自行车、常带辅助轮滑、做操等
		薯类	适量，不超主食 1/4	蒸得较为软烂的马铃薯、薯泥、芋泥等		
	蔬菜类		100～200 g，绿叶菜占比 1/3 以上	推荐食用当地应季蔬菜		
	水果类		100～200 g	苹果、葡萄、香蕉、樱桃，推荐食用当地应季水果		
	肉蛋类	肉类	50～75 g	牛肉、猪瘦肉、鱼类		
		蛋类	50 g 鸡蛋	也可用等量鹌鹑蛋代替		
	奶类		300～500 mL	纯牛奶或与酸奶一起		
	大豆类		5～15 g	相当于 15～45 g 的北豆腐		
	坚果		≤10 g	软熟的核桃、板栗、花生		
	盐		<2 g	—		

表2-9 4～5岁幼儿每日运动、饮食建议表

日常喂养规划	食物种类		摄入量	适合食材	每日运动时长	推荐运动项目
每个宝宝饮食习惯、身体状况、消化状况、运动量等不同，故每日饮食建议仅作参考	主食	谷类	100～150 g，粗粮占比小于1/5	可在精细主食中加入粗粮	每天至少进行3h运动，其中至少有1h属于户外运动，建议进行更多户外运动与游戏。可根据宝宝身体素质控制时长，每次运动持续10～30 min，每天多次	4岁时能快跑、单脚跳或翻跟头，走10 cm宽的平衡木，摇摆或攀爬，可以跳过20 cm高的物体，跳床、荡秋千等运动。5岁时能协调身体的基本动作，独脚跳7～10步，能连续走20～30 min的路程，追跑的时候会急刹闪，平衡能力较强，会拍球、踢球、边跑边踢，开始喜欢集体游戏，增加骑自行车、路车道、武术等活动，天气适合情况下可尝试下游泳
		薯类	适量，不超主食1/4	马铃薯、芋头等		
	蔬菜类		150～300 g，绿叶菜占比1/3以上	推荐食用当地应季蔬菜		
	水果类		150～250 g	推荐食用当地应季水果		
	肉蛋类	肉类	50～75 g	多吃鱼类与红肉		
		蛋类	50 g鸡蛋	也可用等量鹌鹑蛋代替		
	奶类		350～500 g	纯牛奶或与酸奶一起		
	大豆类		15～20 g	相当于30～60 g的北豆腐		
	坚果		适量，≤10 g	核桃、板栗、花生等		
	盐		<3 g	—		

我们将学龄期孩子的年龄限定在 6～10 岁。绝大多数孩子在 6 岁后，都会迈向人生下一个重要阶段：读小学。孩子们将在上小学期间接受非常重要的基础教育，为之后的学习生涯打基础。对比在幼儿园里的生活，孩子的日常生活也会发生较大的改变，这些都会在无形中影响孩子的生长发育。家长需要据此调整养育方案，才可以最大限度地帮孩子达到理想身高。

没错，孩子处在婴幼儿期、幼儿期时，家长相对更关注孩子生长发育是否正常，宝宝们的差距一般不会拉得太大。等到了学龄期，班上同学高矮胖瘦的体形对比就明显了，家长们对孩子身高的关注度也更高。

让我们用一个小案例开启本节：

10 岁的孩子强强为了兼顾日常学习、兴趣拓展课，经常熬夜，学业压力也比较大。虽然学习成绩斐然，强强的身体却比较虚弱，一到换季就很容易生病。更让家长担心的是，他们发现强强近一年的身高增长缓慢，似乎有为了读书废寝忘食，严重影响生长发育的势头。

强强的父母带着强强前来就医，医生在了解情况后，为家长普及了一系列学龄期孩子的生长规律并给出了调整方案。我想，相关知识也是所有学龄期孩子家长需要掌握的。

本节你将学到学龄期孩子生长发育相关内容。

① 身高、体重特点：快速长高、增重，但随年龄增长，增速逐渐放缓。

②日常运动建议：以有氧运动为主，发展多样化、适度的体育爱好。

③日常饮食建议：保证营养均衡，重视早餐，学习健康饮食知识。

✦ 学龄期孩子生长发育特点

6岁后，孩子的身高增长会出现阶段性的放缓。如果你家孩子在3～4岁的时候身高平均每年增长7 cm，但在上小学后至10岁前，孩子身高平均每年增长4～5 cm，这是非常正常的生长速度。但很多家长会用孩子幼儿期的身高增长速度去和学龄期的身高增长速度进行比较，进而得出孩子"生长发育缓慢落后"的错误想法，这也给家长、孩子带来很多不必要的烦恼。

那么，案例中的强强是否真的有"身高问题"呢？据悉，强强一年身高增长了2.5 cm，远低于正常的年身高平均增长值。在了解到强强的学习、作息习惯之后，医生严肃地劝导强强的父母：再这样下去，将严重影响强强"前青春期"的身高发育。

除了身高方面，学龄期孩子的骨骼也逐渐骨化。这一时期也是为孩子的体态打好基础的关键期。6岁左右的孩子，各种骨骼都在骨化，骨骼中的有机物和水分较多，钙、磷等无机成分较少。所以，孩子骨骼弹性大、硬度小，相对没那么容易发生骨折，却很容易发生变形。同时孩子的肌肉相对松弛无力，如果不注意坐姿、站姿或者平时运动少，家中桌椅与身高不匹配等，都会导致孩子体态异常。在门诊中，出现脊柱侧弯、高低肩、含胸驼背问题的孩子有很多。家长们一定要多加注意和提醒，让孩子注意坐姿、站姿，养成良好的运动习惯，避免出现骨性变形或肌力不平衡。

除此之外，孩子的肌肉虽然逐渐发育，但主要是纵向生长，肌肉纤维比较细，肌肉的力量和耐力都比成人差，更容易疲劳。如果过早地、不知节制地让学龄期孩子进行超负荷的体育锻炼，很可能出现肌肉或骨骼的损伤。那么，学龄期孩子如何进行合适的体育锻炼呢？

✭ 学龄期孩子运动锻炼建议

调查发现，2001—2016 年，我国青少年儿童运动不足比例超过八成，平均每天运动量少于 1 h。不少家长反映：孩子每周在学校会上 3～4 节体育课，回家之后没时间运动，周末即使安排户外运动时间，但算下来孩子 1 周的运动时间总共只有三四个小时。

教育部多次发文，强调儿童体育锻炼的重要性，保障学生每天校内、校外各 1 h 体育活动时间，明确体育家庭作业制度。

2 h 的运动看似困难，其实并不难实现，可以不必集中时间进行训练。举个简单的例子：

小明（7 岁）每天运动量 = 走路上下学 20 min+ 大课间做操 10 min+ 课间与同学跑跳玩耍合计 20 min+ 体育课 40 min+ 跳绳锻炼 10 min+ 家庭互动体育游戏 20 min。

打篮球、跑步、跳绳、游泳、武术、打羽毛球等体育运动，都属于中等强度运动，建议小学生每天累计进行至少 1 h 中等及以上强度的运动。想要达成这一目标，建议家长做到：

① 尽可能多地让孩子接触丰富多样的运动类型，帮助孩子找到感兴趣的运动项目。

② 根据孩子体能状况，循序渐进地加大运动强度与难度。

③ 根据孩子每天的精神状态、睡眠情况、营养状况灵活安排当天的运动项目。

以下这些体育运动适合学龄期孩子：

对学龄期、长期用脑学习的孩子来说，首选有氧运动。它能较好地促进大脑功能发育，对大脑的发育和成熟有显著的作用。简单理解，有氧运动能增加流过大脑的血量，尤其是在涉及信息检索和执行功能的脑区，促进大脑生成更多毛细血管，促进神经细胞连接和神经发生，使大脑更加"强壮"。研究显示，有氧运动还能改善前额叶和顶叶在认知挑战任务中的表现，帮助孩子在解决问题时更快速反应，同时处理问题更为灵活。

推荐孩子进行快慢跑结合的有氧运动，将跑步的距离控制在 400 ～ 1 500 m。之所以选择快慢跑结合，是因为单次过量长跑可能会加重儿童骨骺生长板的负荷，单次更短距离、更高频率的锻炼，会比追求单次长距离更适合学龄期孩子。此外，孩子较难像成年人那样维持匀速奔跑，5 ～ 10 min 的快慢跑是比较适合的，也推荐家长和孩子一起跑，有意识地控制孩子的跑步节奏。

游泳是少有的让全身肌肉都得到锻炼的运动之一。游泳运动减少了在进行地面运动时地面对人体的冲击力，对关节、肌肉、骨骼的伤害较低。它还能使身体得到全面、匀称、协调的发展。可以说，游泳既柔和舒缓，又保证了较高的运动强度，是非常适合孩子的有氧运动。长期游泳还能锻炼心肺功能，提高大脑对外界环境的反应能力，提高免疫力。

除此之外，为学龄期孩子设计符合其发育规律的运动形式十分重要。这个年龄段的孩子在灵活性、平衡性、敏捷性和力量感等方面都明显增强，也比之前更爱动，能较好地完成较为复杂的动作，运动机能变得更加精细，实际上，单一、重复的简单运动已不太能满足学龄期孩子对运动的需求。

集体对抗性运动能提高孩子的身体素质。运动时，大脑快速进行着思考与判断，与队友互相配合，与对手有技巧地博弈，这些都很好地锻炼了孩子的团队合作精神，同时促进大脑发育。篮球、足球等球类运动是常见的选择。

器械运动如轮滑、滑板等，不仅能锻炼孩子的肢体协调性、身体平衡性，还能营造出欢快的氛围，同样适合学龄期孩子学习掌握。

总的来说，能为孩子所选择的运动有很多，根据孩子的爱好选择即可。唯有以下两种暂不适合学龄期孩子。

①举重等高强度力量训练。

学龄期孩子脊柱、骨骼发育不成熟，肌肉、关节、韧带等的稳定性较差，不适宜进行负荷强度较大的力量练习。中、高年级的小学生可尝试平板支撑、俯卧撑等自重型力量练习，强度没那么大。

②过度后伸脊柱的运动练习。

对于10岁以下的儿童，不推荐参加舞蹈下腰训练等反复或持续使得脊柱过度伸展的运动。有调查显示，我国2015—2019年儿童脊髓损伤病例中，有33.9%的病例由下腰动作所致，这已成为儿童脊髓损伤乃至瘫痪的首要原因。

还要注意运动适量适度，美国儿科学会发现，在儿科运动医学中，有高达50%的损伤与过度运动有关。

学龄期孩子日常饮食建议

有位家长说："孩子经常和我说，早餐明明吃得很饱了，上了两节课，做完课间操之后就饿了。学校有小卖部，他和同学经常去小卖部买零食充饥。我知道零食不好，但也没别的办法，只能尽量叮嘱孩子买健康的小面包，少吃垃圾食品。"

学龄期孩子饭量增大，新陈代谢也比之前更旺盛。新陈代谢包括同化作用和异化作用两个方面。

同化作用：人体从外界摄取营养物质，构成自己身体的一部分并储存能量。

异化作用：构成身体的一部分物质不断氧化分解，释放出能量并将分解的产物排出体外。

学龄期孩子正处于长身体、储能量的关键期，同化作用会大于异化作用，因此需要从外界摄取更多的营养物质保证正常生长的需要。

早餐是一天的开始，更是学龄期孩子饮食健康的关键。不规律进食早餐或早餐种类单一，会影响学龄儿童的认知能力，增加患超重、肥胖及相关慢性疾病的风险。

为大家举一些错误的例子：早餐只吃面包、喝牛奶，对孩子来说远远不足，最好再搭配一份应季的蔬果；油条与豆浆搭配，似乎是我国最经典的早餐之一，但只吃这两样营养远远不够，应该再搭配鸡蛋；白粥配小菜，看似清清淡淡、不伤肠胃，其实孩子吃完没多久就饿了，不足以支撑孩子一上午的学习活动。

早餐食物应包括谷薯类、蔬菜水果、动物性食物及奶类、大豆和坚果这四类食物中的至少三类。现在学校一般都配有早午餐，家长可以关注学校每周早午餐安排，如发现食物种类不足、孩子总是喊饿，可帮孩子适量加餐。

注意，学龄期孩子的消化系统容量和消化能力有限，早餐提供的能量应占全天总能量的三成左右，午餐占四成左右，晚餐占三成左右，三餐就餐时间最好固定，早餐的营养要充足，午餐和晚餐要做到营养均衡，量适宜，少在外就餐。

孩子可以在两餐之间吃少量的零食，选择清洁卫生、营养丰富的食物作为零食，一小把坚果、应季的水果都是不错的选择。家长还要督促孩子天天喝奶，每天保证 300 mL 及以上液态奶或相当量的奶制品。

不仅如此，学龄期孩子还应学习食物营养相关知识。认识食物，了解食物与环境及健康的关系，同时参与食物的选择和制作，和家人一起选购和制作食物，不浪费食物，并学习食物搭配，会阅读食品标签等，充分认识合理营养的重要性。

学龄期孩子自我意识、评价和受教育的能力处于高速发展阶段，家长也要引导孩子正确认识自己的体形，定期测量身高和体重，通过合理膳食和充足的运动保证适宜的身高、体重增长，预防营养不良和超重肥胖，树立科学的健康观。

家长在孩子学龄期常见　Q & A

 家长问　　　　孩子上小学后学习跟不上进度，有注意力障碍，是否需要专业治疗？

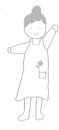

家长担心孩子是否患有注意力缺陷多动障碍（ADHD），可以根据以下几个特征初判： **姚主任**

①注意力涣散，不能集中注意力学习，完成不了知识的总结与归纳。

②完成一项任务或活动时，不能按照顺序完成，外部刺激易分散注意力。

③经常有一些无法理解的过失性错误，经常忘记一些很重要的事情。

④在不适宜的场合下，来回走动，上下爬动，很难安静地做游戏或玩耍，很难安静地待着。

注意力缺陷多动障碍，也常被称为"多动症"，是儿童期常见的一类心理障碍，具体表现为与年龄和发育水平不相称的注意力不集中，注意力集中时间短暂、活动过度和冲动，常伴有学习困难、品行障碍和适应不良。

这类疾病如不能得到适当的治疗，会对学业成绩、职业成就、人际关系和社会情感发展产生不利影响。严重的患儿甚至会发展成反社会型人格障碍、癔症、焦虑症、抑郁症等疾病。所以，如果发现孩子常见以上行为特征，建议带孩子就医，经专业医生判断甄别，再考虑具体的治疗方案。

不过，如果孩子只是因为幼升小而出现暂时"不在状态"，家长需要做的是为孩子提供心理帮扶，比如，多与老师、孩子沟通，及时获得孩子在校的最新状况和学习进度，同时提前教会孩子小学生必备的生活技能，帮助孩子逐渐适应新的学习环境。

附件　学龄期孩子养育总表

表 2-10　6 岁男、女孩年龄别身高、体重百分位数值表

年龄、性别	身高、体重	P_3	P_{10}	P_{25}	P_{50}	P_{75}	P_{90}	P_{97}
6 岁男	身高 /cm	110.3	113.0	115.7	118.8	121.9	124.6	127.3
	体重 /kg	17.1	18.3	19.8	21.6	23.6	25.7	27.9
6 岁女	身高 /cm	109.0	111.7	114.5	117.5	120.6	123.3	126.0
	体重 /kg	16.3	17.6	19.0	20.7	22.7	24.7	26.8
6 岁 3 月男	身高 /cm	111.7	114.5	117.3	120.4	123.5	126.3	129.1
	体重 /kg	17.5	18.8	20.3	22.2	24.3	26.5	28.9
6 岁 3 月女	身高 /cm	110.4	113.2	116.0	119.1	122.2	124.9	127.7
	体重 /kg	16.7	18.0	19.5	21.3	23.3	25.4	27.6
6 岁 6 月男	身高 /cm	113.1	116.0	118.8	122.0	125.2	128.0	130.8
	体重 /kg	17.8	19.2	20.8	22.8	25.0	27.3	29.8
6 岁 6 月女	身高 /cm	111.8	114.6	117.4	120.6	123.7	126.6	129.4
	体重 /kg	17.0	18.4	19.9	21.8	24.0	26.1	28.5
6 岁 9 月男	身高 /cm	114.5	117.4	120.3	123.5	126.7	129.6	132.5
	体重 /kg	18.2	19.7	21.3	23.4	25.7	28.0	30.6
6 岁 9 月女	身高 /cm	113.2	116.0	118.9	122.1	125.3	128.2	131.0
	体重 /kg	17.4	18.8	20.4	22.4	24.6	26.8	29.3

资料来源：《7 岁以下儿童生长标准》（WS/T 423—2022）。

表 2-11 7 ~ 10 岁男、女孩身高发育等级界值点

年龄、性别	–2SD	–1SD	中位数	+1SD	+2SD
7 岁男	113.51	119.49	125.48	131.47	137.46
7 岁女	112.29	118.21	124.13	130.05	135.97
8 岁男	118.35	124.53	130.72	136.90	143.08
8 岁女	116.83	123.09	129.34	135.59	141.84
9 岁男	122.74	129.27	135.81	142.35	148.88
9 岁女	121.31	128.11	134.91	141.71	148.51
10 岁男	126.79	133.77	140.76	147.75	154.74
10 岁女	126.38	133.78	141.18	148.57	155.97

身高 / cm

资料来源：《7 岁 ~ 18 岁儿童青少年身高发育等级评价》（WS/T 612—2018）。

表 2-12 6 ~ 10 岁男、女孩体重指数（BMI）标准

年龄、性别	低体重	正常	超重	肥胖
6 岁男	≤ 13.4	13.5 ~ 18.1	18.2 ~ 20.3	≥ 20.4
6 岁女	≤ 13.2	13.3 ~ 17.3	17.4 ~ 19.2	≥ 19.3
7 岁男	≤ 13.6	13.7 ~ 18.4	18.5 ~ 20.4	≥ 20.5
7 岁女	≤ 13.4	13.5 ~ 17.8	17.9 ~ 20.2	≥ 20.3
8 岁男	≤ 13.8	13.9 ~ 19.4	19.5 ~ 22.1	≥ 22.2
8 岁女	≤ 13.5	13.6 ~ 18.6	18.7 ~ 21.1	≥ 21.2
9 岁男	≤ 14.1	14.2 ~ 20.1	20.2 ~ 22.6	≥ 22.7
9 岁女	≤ 13.6	13.7 ~ 19.4	19.5 ~ 22.0	≥ 22.1
10 岁男	≤ 14.3	14.4 ~ 21.4	21.5 ~ 24.1	≥ 24.2
10 岁女	≤ 13.7	13.8 ~ 20.5	20.6 ~ 22.9	≥ 23.0

BMI（kg/m²）

资料来源：《国家学生体质健康标准（2014 年修订）》。

注：体重指数（BMI）= 体重（kg）/ 身高²（m²）。

表2-13　6～10岁学龄儿童每日运动、饮食建议表

日常饮食规划	食物种类		每日摄入量	适合食材	每日运动时长	推荐运动项目
每个儿童饮食习惯、身体状况、消化状况、运动量等不同，故每日饮食建议仅作参考	主食	谷类	150～200 g，其中全谷物和杂豆30～70 g	可较好消化杂蔬炒饭等食物，建议在精细主食中加入少量粗粮	保证学生每天校内、校外各1 h体育活动时间，周末或节假日每天不少于2 h体育活动时间	首选有氧运动，它对大脑发育和成熟有明显的促进作用。推荐跑步作为孩子快走、跑的有氧运动，将跑步的距离控制在400～1 500 m；游泳是少有的让全身肌肉都得到锻炼的运动之一。还可进行适量的集体运动、器械运动等，但高强度的运动练习不推荐该年龄段儿童进行抗阻性运动如脊柱伸展后屈量训练、过度的运动练习
		薯类	25～50 g	红薯、紫薯等，可用山药煲汤、炒菜		
	蔬菜类		300 g	推荐食用当地应季蔬菜，可适量食用芹菜、韭菜等粗纤维蔬菜		
	水果类		150～200 g	推荐食用当地应季水果注意控制糖分摄入		
	肉蛋类	水产类	40 g	鱼、虾等优质蛋白		
		畜禽肉	40 g	新鲜的鸡肉、猪肉、牛肉，也可食用适量动物肝脏		
		蛋类	25～40 g 鸡蛋	也可用等量鹌鹑蛋代替		
	奶及奶制品		300 g	纯牛奶或酸奶一起		
	大豆类		15 g（或每周105 g）	豆制品或豆浆		
	坚果		7 g（或每周50 g）	核桃、板栗、花生等		
	盐		<4 g	—		

青春期是孩子身高突增的最后"冲刺期"。对于孩子来说，青春期在生理、心理上都会发生比较大的变化，学业也会更加紧张，有的孩子为了学习"废寝忘食"，以致耽误了身高增长甚至影响身体健康。身体是革命的本钱，身体虚弱、发育不良，不仅会影响日常生活，更会影响学习进度和考试发挥。而且，青春期的孩子内心更为独立而敏感，也会更在乎身高问题。曾经就有一个小患者和我说：班里的人都因为他长得矮小给他起外号，以致他都不想上学了。

因此，孩子到了青春期，家长哪怕之前"顺其自然""佛系躺平"，此时都应该更为关注孩子的生长发育，并为其定制一整套科学、合理的养育方案，给足其健康成长的空间。

我们先来了解一下何为青春期。青春期是人体在生理上由儿童向成人成熟转化的阶段，也是第二性征开始发育到性发育完全成熟的阶段。在这个过程中，孩子会经历生理发育（性发育、体格发育）和心理发展（认知能力发展、人格发展、社会性发展等）上的转变，身高、体重不断增长，肌力、肺活量不断提高，全身各组织、器官、系统结构和功能也不断增强和健全。

如果你家女孩 9 岁、10 岁，或男孩 10 岁、11 岁左右时，某段时间饭量明显增大，身高几个月内蹿了三四厘米，那就要注意了，孩子可能进入青春期快速发育阶段啦！

如何养好青春期的孩子？不同的家长有不同的困扰。有的发愁孩子十三四岁就停止长高了；有的发愁孩

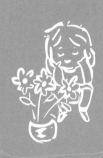

子青春期爱美、减肥，不愿意吃饭；还有的发愁孩子学业繁重，很难挤出时间运动锻炼……

在本节中，你将学到青春期孩子生长发育相关内容：

①身高、体重特点：青春期的孩子身高突飞猛进，需抓牢身高突增期这一重点时期。青春期第二性征开始发育，男女不同步。

②日常运动建议：尽可能多地接触运动类型，但需要把握量，小心运动过度引发骨骺慢性炎症。

③日常饮食建议：有意识地多吃"健骨食物""健脑食物"。

✦ 青春期孩子生长发育特点

青春期的孩子身高突飞猛进——女孩在整个青春期身高可增长约 25 cm，男孩可增长 28 ～ 30 cm。但不是所有家长都知道，青春期身高增长分为好几个阶段，并非每个阶段都呈现猛增状态。事实上，青春期发育呈波浪式，既有身高突增期，也会日趋平缓，最终身高停止增长。家长需要重点关注的是身高突增期，要是等到孩子进入青春期中后期，发现孩子没有长到理想身高，才急着找各种方法补救就比较困难了。

那么，该如何判断孩子是否处于身高突增期呢？

通过孩子的年龄估算。男孩和女孩进入青春期的平均年龄不同。女孩青春期的最早征象是乳房发育，平均年龄为 10.5 岁，范围是 8 ～ 12 岁，最迟 13 岁；男孩青春期的最早表现是睾丸增大，平均年龄为 11.5 岁，范围是 9 ～ 13 岁，最迟 14 岁。

所以，估摸着孩子差不多到了青春期发育时期，家长就需要有意识地给孩子进行必要的生理健康教育，不仅让孩子正确地了解自己的身体，对青春期的身体、心理变化有准备；此外，家长也要跟孩子多沟通第二性征发育的进程，以便更好地把握身高突增期。

举个例子大家就明白了。小毛的家长发现小毛到了变声期，喜出望外，以为孩子身高终于要猛长了，结果却发现孩子的身高反而没有大动静。就医后才知道，男孩明显出现变声、痤疮、长胡须或者长喉结等外在特征时，往往已经错过了身高突增期，进入青春期中后期了。

女孩也不例外，长期调查发现，女孩青春期身高突增高峰普遍出现在月经初潮之前，此时生长激素分泌增多，促进骨骼生长，每年长高不少于6～8 cm。而月经初潮后，由于性激素分泌增加使骨骼骺板成熟，身高增速明显放缓并趋于稳定，2～3年后接近成年身高，至15岁左右骨骺闭合，身高几乎定型。初潮后身高增长空间一般剩5～7.5 cm了。

男孩身高突增期：最早表现为睾丸增大（平均年龄为11.5岁），直至变声等外在特征明显时。身高平均每年增长7～9 cm，个别可达10～12 cm。

女孩身高突增期：最早表现为乳房发育（平均年龄为10.5岁），直至月经初潮。身高平均每年增长6～8 cm，个别可达9～10 cm。

可以看出，青春期开始发育的标志比较隐蔽，如果孩子不说，家长一般难以察觉到。这也再一次说明了家庭生理健康教育的重要性。

青春期发育的过程遵循"先四肢，后躯干；先下肢，后上肢"的原则，呈自下而上，自四肢远端向躯干的特点，家长可以参考表2-14，也可以通过表2-14给孩子讲解。

表2-14 青春期孩子第二性征发育顺序表

女孩年龄	女孩乳房发育	男孩年龄	男孩睾丸、阴茎发育	阴毛	身高、体格等其他变化
平均10.5岁，一般8～12岁，最迟13岁	乳芽发育，出现硬结，乳晕、乳头稍增大	平均11.5岁，一般9～13岁，最迟14岁	双睾和阴囊增大，睾丸直径>2.5 cm，阴囊皮肤变红、薄、起皱	少许稀直毛，色浅，女孩限阴唇处，男孩限阴茎根部	体格生长增速，进入身高突增期

（续表）

女孩年龄	女孩乳房发育	男孩年龄	男孩睾丸、阴茎发育	阴毛	身高、体格等其他变化
11～12岁	乳房和乳晕增大，侧面呈半圆状	13～14岁	双睾和阴囊增大，睾丸直径约3.5 cm，阴茎增长	毛色变深、变粗，卷曲状，见于耻骨联合处	生长速率达到峰值，女孩出现腋毛，男孩长胡须、喉结明显、变声
12～13岁	乳晕、乳头增大，侧面观突起于乳房，呈半圆状	14～15岁	睾丸直径约4 cm，阴囊颜色变深，阴茎增长、增粗，龟头发育，初次遗精	如同成人，但分布面积较小	生长速率开始下降，女孩月经初潮
16～17岁	成人型，形成光滑轮廓	17～18岁	成人型，睾丸直径＞4 cm	成人型，分布至大腿内侧	成人型

　　有极少部分情况青春期发育延迟，比如女孩在13岁以后未出现乳房发育、男孩在14岁以后无睾丸体积明显增大迹象。少数情况由原发性或继发性性腺功能减退导致，需要及时带孩子就医诊查。还有一种情况，孩子在进入青春期后出现类似"性早熟"的迹象。比如，女孩虽然在正常的年龄范围出现青春期的发育特征，但发育进程过快，从乳房开始发育不到一年就出现月经初潮，由于生长速率过快，骨龄成熟迅速，短时间内骨龄明显超过实际年龄，最终影响成年身高。临床中称之为快进展型青春期，如果发现孩子从一个发育期进入下一个发育期的时间少于6个月，就要及时就医，遵医嘱按性早熟干预治疗。

✦ 青春期孩子运动锻炼建议

进入青春期后，孩子们将陆续经历小升初、中考、高考，学业越来越紧张，很多情况下直接压缩体育锻炼时间。为了改善"重分数轻体育锻炼"的情况，让孩子在生长发育关键期得到全面而健康的发展，教育部提出逐渐完善"健康知识＋基本运动技能＋专项运动机能"的学校体育教学模式，保证学生每天校内、校外各 1 h 体育活动时间，周末、节假日每天不少于 2 h 体育活动时间，鼓励高中阶段每周开设体育课不少于 3 课时，有条件的地区学校实行基础教育阶段每天一节体育课的安排。由此可见，体育运动对于正处于生长发育高峰期的青少年来说多么重要！

而且，每天进行适当的体育锻炼，对孩子的日常学习有益处。芝加哥一所中学曾实施"零时体育计划"，在早课前带学生进行跑步、做操等体育运动。通过观察发现，孩子因为体育锻炼，在课堂上的表现比之前更好了。这是因为运动时身体分泌多种神经传导物质，能帮助孩子在学习中注意力更集中，反应更快，更能全身心投入其中。

5- 羟色胺（血清素）：高水平的血清素已被证明可以增强认知能力，包括记忆力和学习速度，同时能调节情绪。

去甲肾上腺素：调节大脑的应激反应，让孩子减压并提高身体应对精神紧张的能力。

多巴胺："快乐因子"，帮助孩子更积极、乐观地投身到学习、生活之中，正向缓解学业压力。

让孩子参与适当的体育活动，会产生最优化的运动愉快感，能够宣泄、对抗、中和、抵消不愉快情绪，放松肌肉压力，还能释放体内积压的不愉快情绪。

学龄期推荐的一系列运动同样可以在青春期继续进行。10 岁左右的孩子各项运动机能处于"一学即会"的阶段，不妨让孩子尽可能多地接触丰富的运动类型，培养其对运动的兴趣。

比如，经常埋头读书的孩子，可以选择打羽毛球、打网球等运动，不仅能锻炼身体的灵敏性、协调性，还能放松颈椎、脊椎，缓解眼部疲劳，预防近视等。青春期孩子体格发育迅速，骨骼增长快，适合做增强骨密度以及爆发力的运动，之前向学龄期孩子介绍的足球、篮球等对抗性运动，对青春期孩子宣泄情绪、释放压力也有益处。

唯有一点需要提醒家长，绝大多数孩子并非专业运动员，因此对运动的选择主要从兴趣出发，这样，每次运动时就能更好地调动身体机能。不必要求孩子对各项运动都精通，也不必只偏重单一的体育锻炼，更不要为了追求运动长高的效果，让孩子过度锻炼。

给大家举个例子：某位家长为了让孩子冲刺中考体育，强制孩子每天早、中、晚各锻炼 1 h。孩子锻炼一段时间后，不仅体质明显虚弱，吃不消，膝盖下方的某处很疼，有时候甚至下蹲困难。带去医院检查后发现，孩子因为运动过量导致胫骨结节骨骺炎。

这种疾病近年来比较常见，有时一个班甚至就会有 5 ~ 6 个发病的孩子。孩子如果长期进行大量跑跳、较多屈膝的活动，大腿前面的股四头肌反复收缩，使髌骨下方的髌腱受到反复牵拉，让髌腱的止点位于胫骨结节处、骨骺的位置，就很容易出现炎症。

一旦出现这种情况，首先要让孩子暂停高强度运动，及时到小儿骨科就医。等到孩子疼痛感消失后，再循序渐进地适度运动。

✹ 青春期孩子日常饮食建议

青春期孩子的日常饮食逐渐脱离了家长们的掌控，很多孩子的三餐都是在校解决。我们会发现，孩子一方面进入生长发育高速期，体内新陈代谢速率增大，所需营养增多，但同时，孩子的饮食问题却愈发严重：课间喜欢吃零食、以饮料代替白开水、三餐不规律、休息日经常和同学在外就餐等。还有的孩子为了控制上涨的体重而不当节食，以致健康问题层出不穷。

比如，很多青春期孩子因为不当节食，甚至在最需要肉蛋奶支持身体发育的年龄开始"全素"饮食，导致体重下降明显、生长发育落后、女生月经紊乱，甚至有向厌食症发展的趋势，严重者甚至会导致骨质疏松、生长发育障碍、肝肾功能损伤、消化道系统疾病、多囊卵巢、甲状腺肿大、癫痫发作，患精神疾病（如焦虑、抑郁、失眠、易怒、强迫症）等。

尤其最近"女团风"盛行，很多女孩为了追求和自己的"爱豆"一样的"荧幕身材"而照搬网上的"爱豆食谱"，导致明明在含苞待放的年纪，却脸色苍白、皮肤干燥、身形消瘦不挺拔、精神萎靡不振，在严重的案例中，甚至有原本遗传靶身高为 165 cm 的孩子，因节食导致最终身高只有 152 cm，足足矮了 13 cm！

为了追求身材而不健康饮食，有百害而无一利！很多孩子以减肥为目的节食，几乎没有一个真正成功的，除了损耗身体健康，还经常出现越减越肥、复食后体重反弹等情况，更有孩子因此踏入了"暴食症""厌食症"的深渊。

家长需要做的，是让孩子正确认识自己的身体，并且认识到美的多元性。均衡饮食、坚持运动而形成的健康、挺拔、匀称的体格状态才是公认的自然美。

考虑到青春期孩子正处于体格发育、大脑发育的黄金期，日常学习中大脑也经常进行着高速运转，饮食上要引导孩子有意识地多补充促进骨骼发育、大脑发育的营养。

钙是骨骼生长必需的营养素，虽不能直接助高，却对骨矿物质密度有积极意义。青春期是整个生命周期里对钙的需求量最高的阶段：

11 ～ 13 岁：每日推荐摄入 1 200 mg 钙。

14 ～ 17 岁：每日推荐摄入 1 000 mg 钙。

18 岁：每日推荐摄入 800 mg 钙。

青春期普遍存在饮料摄取过多而牛奶摄入不足的情况，因此对钙的摄取也是不足的，而且，含咖啡因及碳酸的饮料会在一定程度上影响人体对钙的吸收。牛奶、鸡蛋、奶酪、牡蛎、豆制品等，都是不错的钙质来源。同时，特别强调一句，给孩子喝骨头汤并不能补钙。骨头汤里最主要的成分是脂肪，多喝骨头汤不会帮助补钙，只会让孩子增肥。对于瘦弱又喜欢喝汤的孩子，可以适当喝汤"补补"，如果是较胖的孩子，就要尽可能少喝骨头汤了。

许多高钙食物都是富含优质蛋白的食物。所谓优质蛋白，即所含人体必需氨基酸种类齐全、数量充足、比例适当的蛋白质类型，可以促进儿童生长发育。肉、禽、鱼、蛋、奶、豆等食物都是优质蛋白的食物来源，这些都是孩子青春期推荐摄入食物。

青春期还需注重大脑发育，此时是大脑成熟的第二个关键的时期，大脑中常用的突触会变得更强，而不常用的突触则会慢慢消失，直到约 25 岁才完全完成这一大脑"重塑"过程。

要让青春期孩子的大脑发挥最佳状态，美国儿科学会建议要均衡饮食，摄取富含多种关键营养的食物，这里重点为大家介绍几种"健脑食物"。

深绿色蔬菜中富含叶酸，能支持神经发育和神经递质的功能发挥，有助于大脑健康。

鸡蛋、肝脏、山核桃和大豆中富含胆碱，这种营养素对大脑发育、认知和长期记忆有积极影响。

ω-3 脂肪酸可以提高记忆力、注意力和行为控制能力，深海鱼类、动物脑类、羊肉、兔肉中富含 ω-3 脂肪酸。

顺便说一下，如果孩子正在考学冲刺期，日常压力大，想要找一种能够提神醒脑的小零食，比起高盐、高糖、油炸等不健康零食，可以考虑含 70% 以上可可成分的黑巧克力，它能在短期内有效提高大脑认知能力，保护大脑细胞的健康。

家长在孩子青春期常见 Q & A

家长问 我和我的孩子都有体重超重问题，日常生活中如何健康减肥呢？

姚主任

其实，绝大多数孩子青春期超重不外乎这些原因：摄入热量过多，但运动不足，消耗过少，从而导致摄入量大于消耗量。遗传因素也是重要的原因之一，若双亲肥胖，其子女肥胖发生率为70%，和超重的亲属有相似的生活、饮食习惯，都会增加孩子肥胖的概率。

管住嘴、迈开腿，是所有年龄段科学健康减肥的真理。管住嘴，不是让你节食，而是优化每天的饮食结构和量，达到每天正常的营养摄入水平，同时尽可能地戒掉不健康的零食和饮料。饮食习惯的突然改变会让你的身体处于快速饥饿状态。建议日常饮食中增加有饱腹感的食物，如每餐中含一定比例的粗粮、粗纤维都能让我们的身体更"扛饿"；肉类的摄入必不可少，不要为了减肥而只吃素食，但重点选择优质蛋白、瘦肉，不要吃肥肉和皮。

突然开始剧烈运动十分伤膝盖，尤其是长时间慢跑、跳绳，刚开始的时候可以用快走代替慢跑，用波比跳代替跳绳，平时多站少坐，之后再逐步增加运动量和运动强度。

最关键的一点，减肥是一项需要毅力的事。而真正健康的减肥方法是养成健康的饮食、运动习惯，不追求短期暴瘦，尤其不要让减肥影响日常生活、学习。

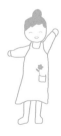

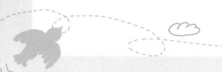

附件　青春期孩子养育总表

表 2-15　11～18 岁男、女孩身高发育等级界值点

	年龄、性别	–2SD	–1SD	中位数	+1SD	+2SD
身高 / cm	11 岁男	130.39	138.20	146.01	153.82	161.64
	11 岁女	132.09	139.72	147.36	154.99	162.63
	12 岁男	134.48	143.33	152.18	161.03	169.89
	12 岁女	138.11	145.26	152.41	159.56	166.71
	13 岁男	143.01	151.60	160.19	168.78	177.38
	13 岁女	143.75	149.91	156.07	162.23	168.39
	14 岁男	150.22	157.93	165.63	173.34	181.05
	14 岁女	146.18	151.98	157.78	163.58	169.38
	15 岁男	155.25	162.14	169.02	175.91	182.79
	15 岁女	147.02	152.74	158.47	164.19	169.91
	16 岁男	157.72	164.15	170.58	177.01	183.44
	16 岁女	147.59	153.26	158.93	164.60	170.27
	17 岁男	158.76	165.07	171.39	177.70	184.01
	17 岁女	147.82	153.50	159.18	164.86	170.54
	18 岁男	158.81	165.12	171.42	177.73	184.03
	18 岁女	148.54	154.28	160.01	165.74	171.48

资料来源：《7 岁～18 岁儿童青少年身高发育等级评价》（WS/T 612—2018）。

表 2-16　11～18 岁男、女孩体重指数（BMI）标准

年龄、性别	低体重	正常	超重	肥胖
11 岁男	≤14.6	14.7～21.8	21.9～24.5	≥24.6
11 岁女	≤14.1	14.2～20.8	20.9～23.6	≥23.7
12 岁男	≤15.4	15.5～22.1	22.2～24.9	≥25.0
12 岁女	≤14.7	14.8～21.7	21.8～24.4	≥24.5
13 岁男	≤15.6	15.7～22.5	22.6～25.2	≥25.3
13 岁女	≤15.2	15.3～22.2	22.3～24.8	≥24.9
14 岁男	≤15.7	15.8～22.8	22.9～26.0	≥26.1
14 岁女	≤15.9	16.0～22.6	22.7～25.1	≥25.2
15 岁男	≤16.4	16.5～23.2	23.3～26.3	≥26.4
15 岁女	≤16.4	16.5～22.7	22.8～25.2	≥25.3
16 岁男	≤16.7	16.8～23.7	23.8～26.5	≥26.6
16 岁女	≤16.8	16.9～23.2	23.3～25.4	≥25.5
17 岁男	≤17.2	17.3～23.8	23.9～27.3	≥27.4
17 岁女	≤17.0	17.1～23.3	23.4～25.7	≥25.8
18 岁男	≤17.8	17.9～23.9	24.0～27.9	≥28.0
18 岁女	≤17.1	17.2～23.9	24.0～27.9	≥28.0

BMI
（kg/m²）

资料来源：《国家学生体质健康标准》。

注：体重指数（BMI）＝体重（kg）/身高^2（m²）。

表 2-17　11～13 岁青少年每日运动、饮食建议表

日常饮食规划	食物种类		每日摄入量	适合食材	每日运动时长	推荐运动项目
每个青少年饮食习惯、身体状况、消化状况、运动量等不同，故每日饮食建议仅供参考	主食	谷类	225～250 g，其中全谷物和杂豆 30～70 g	建议在精细主食中加入少量粗粮	保证学生每天校内、校外各 1 h 体育活动时间，周末或节假日每天不少于 2 h 体育活动时间	尽可能多地接触运动类型，选择打羽毛球、打网球等类型。锻炼身体的灵敏性、还能放松颈椎、脊椎，缓解眼部疲劳、预防近视等。增强骨密度以及爆发力的运动，如足球、篮球等抗性运动，对青春期孩子宣泄情绪、释放压力有益处
		薯类	25～50 g	红薯、紫薯等，可用山药煲汤、炒菜		
	蔬菜类		400～450 g	推荐食用当地应季蔬菜，尤其深绿色蔬菜		
	水果类		200～300 g	推荐食用当地应季水果，注意控制糖分摄入		
	肉蛋类	水产类	50 g	建议多食用深海鱼贝类		
		畜禽肉	50 g	可适当食用羊肉、兔肉		
		蛋类	40～50 g 鸡蛋	也可用等量鹌鹑蛋代替		
	奶及奶制品		300 g	注重补充钙质		
	大豆类		15 g（或每周 105 g）	豆制品或豆浆		
	坚果		7～10 g（或每周 50～70 g）	可食用少量坚果零食		
	盐		<5 g	—		

表 2-18　14～17 岁青少年每日运动、饮食建议表

日常饮食规划	食物种类		每日摄入量	适合食材	每日运动时长	推荐运动项目
每个青少年饮食习惯、身体状况、消化状况、运动量等不同，故每日饮食建议仅作参考	主食	谷类	250～300 g，其中全谷物和杂豆豆 50～100 g	建议在精细主食中加入少量粗粮	每日 2 h 运动时间，鼓励高中阶段每周开设体育课不低于 3 课时	之前推荐的运动均适合。学习之外适当参与体育活动，放松肌肉压力的同时，还能释放体内积压的负面情绪。但需注意不要过度运动，以免患胫骨结骨软骨炎
		薯类	50～100 g	红薯、紫薯等，可用山药煲汤、炒菜		
	蔬菜类		450～500 g	推荐食用当地应季蔬菜，尤其深绿色蔬菜		
	水果类		300～350 g	推荐食用当地应季水果，注意控制糖分摄入		
	肉蛋类	水产类	50～75 g	建议多食用深海鱼类		
		畜禽肉	50～75 g	可适当食用羊肉、兔肉		
		蛋类	50 g 鸡蛋	也可用等量鹌鹑蛋代替		
	奶及奶制品		300 g	注重补钙充质		
	大豆类		15～25 g（或每周 105～175 g）	豆制品或豆浆		
	坚果		7～10 g（或每周 50～70 g）	可食用少量坚果零食		
	盐		<5 g	一		

表2-19　18岁及以上成人每日运动、饮食建议表

日常饮食规划	食物种类		每日摄入量	适合食材	每日运动时长	推荐运动项目
每个成人饮食习惯、身体状况、消化状况、运动量等不同，故每日饮食建议仅作参考	主食	谷类	200～300 g，其中全谷物和杂豆占50～150 g	建议在精细主食中加入少量粗粮	每天至少行走6 000步，每周至少进行150～300 min的中高强度有氧运动	根据个人体能与兴趣偏好选择适合的运动项目，培养运动爱好、养成良好体质
		薯类	50～100 g	红薯、紫薯等，可用山药煲汤、炒菜		
	蔬菜类		300～500 g	推荐食用当地应季蔬菜，尤其深绿色蔬菜		
	水果类		200～350 g	推荐食用当地应季水果，注意控制糖分摄入		
	动物性食物		120～200 g	每天1个鸡蛋，每周至少2次水产品		
	奶及奶制品		300～500 g	纯牛奶或与酸奶一起		
	大豆类及坚果		25～35 g	豆制品或豆浆，可食用少量坚果		
	盐		<5 g	—		

在前面的小节中，我们详细学习了如何让孩子通过运动锻炼和合理饮食长得好、长得快。体育锻炼对孩子的重要性不言而喻。除了前文推荐给大家的那些适龄体育运动，很多家长都在为孩子寻找"最完美的助长运动"。其实，几乎所有的小朋友都接触过这项运动，那就是跳绳。跳绳是一项"完美运动"，对不同年龄段的人都有健身功效，尤其是对青少年儿童的身高增长有着促进作用。

跳绳属于全身性有氧运动，且以跳绳为代表的跳跃运动，相比于长跑等其他运动，具有一定助长优势。让孩子练习跳绳，双腿不停跳跃运动，双臂配合摇摆，能刺激全身骨骼发育得更为匀称修长，还能锻炼身体的协调性、灵敏性、平衡感、节奏感，十分适合生长发育期的孩子。哪怕对于成年人，跳绳都是一项性价比非常高的运动。粗略估计，快速跳绳 10 min 的运动量约等于匀速慢跑半小时。

★ 跳绳对长高的好处，你了解吗？

我从很早就开始推广"科学跳绳助长"的方法，过去我还开设过跳绳课程、跳绳训练直播等，就是为了帮助小朋友们找到跳绳的乐趣，获得跳绳的益处。那么，相比其他运动，跳绳为什么能够明显助长呢？

① 跳绳能促进骨塑建。

了解儿童长高方法，就一定会了解到骺软骨的相关知识。这是在儿童不规则骨、扁骨的周缘和长骨两端与骨干相接的部位未发生骨化的板状软骨。孩子生长发育时，骺软骨不断分裂增殖并不断骨化，使骨不断地加长和扩大。跳绳会使得血液循环加速，尤其刺激双腿部位的骨组织血液供应加快，跳绳时肌肉收缩，牵拉骨骼，会使骨承受一定的压力和张力，从而使骨塑建过程加快。

②跳绳能增加骨密度。

跳绳可以促进钙质吸收，加强骨质密度，有助于骨骼生长发育，在跳绳的过程中，双腿骨骼的骨重量会随之增加，其结构得以改善，促进骨形成。而青少年儿童时期骨量的获得对其骨骼的生长和日后骨骼的健康起着决定性的作用。

如果孩子们能在紧张的学习中挤出 20 min 进行运动长高训练，按照我的方法进行跳绳训练，就能在最短的时间内，安全地促进孩子们身高快速生长。

✦ 正确、科学地跳绳，益处大、不伤膝

其实早在孩子读小学一年级之后，学校就开始系统教授跳绳运动，它也是国家体质健康监测项目之一，每学期体育课考试中，都少不了"1分钟跳绳"这一项。以一年级小学生为例，男孩每分钟跳绳 99 ～ 109 下为优秀，女孩每分钟跳绳 103 ～ 117 下为优秀。等到了六年级，男孩想要在跳绳上考取满分，需每分钟跳 157 下及以上，女孩需每分钟跳 166 下及以上。

家长们别被这个数字吓到了。想要孩子跳绳跳得又快又好，长壮长高，都需要从入门开始，掌握规范跳绳的方法，然后在长期科学的练习中，逐渐获得好成绩与好身体。实际上，跳绳看似谁都会，但真正正确的跳绳方法，未必谁都知道。

有的家长专门找我咨询，说学校要求孩子每天练习跳绳，她很担心跳绳会伤到孩子膝盖。我对家长说，要辩证地看待跳绳这项运动。跳绳确实

有益，但如果方法错了，就会对孩子有害。因此如何科学有效地规划运动长高方案，是一门技术活！

而且，想要让孩子通过跳绳助长，不是随便在家中跳跳就可以的。我们需要在日常训练中帮助孩子避免不正确的跳绳姿势和方法，以免对关节、骨骼造成伤害。

一些常见的错误跳绳方式包括以下几种。

✖ 跳得越高，未必对身体好

有的专家会鼓励孩子跳高，认为跳得越高，就对长高越有益。这种方法我并不完全赞成。专家的话有一定道理，但综合考虑下，这未必是孩子跳绳的"最优选"。北京体育大学运动生物力学专家刘卉教授曾做过一项跳绳实验，发现无论是两脚交替跳还是一起跳，膝关节达到负荷峰值时相当于承担了跳绳者体重的两到三倍，跳得越高，膝关节承受的压力就越大。

而且，很多人都说跳得高可以更好地刺激生长板发育，但你可能不知道的是，跳得越高就越容易损伤生长板。一旦引起损伤和疼痛，反而得不偿失。适当的跳绳高度和跳绳数量才能更安全地运动长高，因此我不建议所谓的使劲跳高的跳绳法。这种运动与单纯的摸高运动是不一样的。

长期训练孩子跳绳跳得很高，那么下落的距离就会变长，每分钟跳的数量就会减少（除少数孩子掌握双摇跳绳的跳法），直接影响期末考试成绩。我推荐孩子跳绳的高度为 3～5 cm，以个人感觉舒适为准。

✖ 跳绳过于频繁

有个孩子跳绳后出现肢体关节、骨骼疼痛，经询问才知道家长要求孩子冲刺跳绳比赛，要求每天跳 2 000 个，如此超负荷的训练下，双腿通过疼痛表达"不满"。衡量运动是否过量，要以孩子是否有身体不适为主。

建议休息 1 ～ 3 天之后，再考虑减量、循序渐进地恢复训练，最终确定孩子能够接受的练习量。

哪怕跳绳有再多好处，我都不建议只让孩子进行单一的跳跃练习，这样下肢负担会过重，趣味性也极差，孩子会很难坚持。无法坚持的运动，即便有再多好处，都无法成为科学有效的锻炼。

建议跳绳练习要与其他运动交替进行。比如，除了跳绳之外，每天再酌情让孩子参与篮球、慢跑等运动。这些运动同样可以很好地刺激下肢骨骺细胞分裂，如果进行这些体育运动的时间比较多，跳绳就可以适当减量。家长们多与孩子交流，灵活调整。

✖ 跳绳姿势不标准

用错误的姿势跳绳，真的太伤身体了！我在观察孩子们跳绳时，常见一些初学者会犯一些姿势上的错误。比如，双腿伸得过直，膝盖缺乏缓冲角度；又比如，长时间驼背探头跳绳，使体态变丑，相对身高明显变矮，对颈椎也有损害；还有的小朋友喜欢后仰跳绳，越跳身体越往后倒退，这种姿势有一定安全隐患；全脚掌落地跳绳，会使重心下降，还会影响跳绳的连续性。

在让孩子跳绳跳得又快又好又多之前，先来学习标准的跳绳姿势吧！

身体站直且放松，目视前方，大臂下垂夹紧；双手握住跳绳把手，掌心向斜前方；双脚踩在绳子中间，小臂平行于地面，绳子拉直时为最佳长度；手腕摇绳，前脚掌落地。

除此之外，还要在跳绳前做一些准备功课，帮助孩子大大减少跳绳时可能出现的意外：

① 选择适合的绳子与训练环境。

跳绳的类型有很多。如果孩子年龄较小且刚开始接触跳绳，推荐从珠节绳开始。这种绳子由一节节珠子、塑料管拼接而成，有分量，摇起来

"绳感"更好，击打地面的声音较清晰，有助于保持节奏、协调动作。长期练习、追求速度的孩子可以选择质量较轻的橡胶材质跳绳，它比较结实，耐磨性也比较强。

更专业的情况下，推荐大家购买有绳、无绳可切换，同时可以记录跳绳次数、能量消耗的跳绳手柄，从记录器上面的数字可以科学有效地观察到孩子跳绳的进度与进步。

注意，如果直接在家中地板上跳绳，声响动静容易扰邻，更建议到小区楼下、操场上练习，或购买一个静音垫，还可以使用无声手柄来练习。

②跳绳前进行热身训练。

在跳绳前，我们可以带孩子做个小热身。可以慢跑 3 ～ 5 min，做一套重点针对腕关节、膝关节、踝关节的热身操，其中，最重要的是活动开小腿和踝关节，进行腰背部和小腿的拉伸。刚开始跳绳时可以缓速跳，这样能有效防止膝关节、踝关节受伤，也能避免突然运动造成的运动损伤，同时也可以减少运动后出现腿部抽筋的情况。

✹ 让孩子熟练掌握跳绳的小技巧

有的孩子怎么练习跳绳都学不好，自责手脚不协调。节奏感、协调性确实是学会连续跳绳的关键。仔细观察有类似困扰的孩子，你会发现他无法十分连续地跳绳，总是绳甩到脚边，脚还没起跳，又或者绳还没到脚边，脚就先起来了。

对于这种情况，需要对孩子进行"无绳起跳"训练。让孩子把跳绳对折，单手持绳，一开始动作要慢，不要心急，在听到绳子落地的声音时，双脚也同步跳起来，如此培养节奏感。逐渐熟练后，再让孩子以正常的双手持跳绳姿势，进行拆解跳，嘴里数到 1 时甩绳，数到 2 时双腿跳。如此逐步练习，慢慢加快口令速度，减少起落的时间间隔，直至孩子能够熟练地将动作串联起来。

还有的孩子年龄较小，手腕、双脚力量不够，没办法很标准地甩绳起跳，或者跳着跳着就没有力气了，跳得越来越差。针对这种情况，除了选择较轻便的跳绳与鞋子之外，还可以先从 1～2 周的无绳跳训练开始，以提高耐力，比如开合跳、弓步跳、踏步跳等，之后再正式学习跳绳。

还有一些刚开始学习跳绳的孩子，觉得交叉跳、钟摆跳等比较简单好玩，就自行尝试这些花式跳，实际上这样很容易形成不良的跳绳姿势，也不容易跳得好，孩子也很容易丧失对跳绳的兴趣。不会跳绳的孩子学跳绳时，一定要先学并脚跳，这是最基础的跳绳动作。

规避掉一些常见的跳绳姿势问题后，孩子们平时跳绳时还要注意手和脚的动作协调。注意，正确地跳绳时，上臂要夹紧，不要双臂大张；前臂带动手腕，再带动手柄旋转。

还要特别注意双脚蹦跳的方式，跳绳过程中需要踮起脚尖，脚跟始终不能着地，着地就说明跳的方法不对。同时膝关节微微弯曲——这和追求速度的快速跳绳有细微差别，有的孩子可能也会疑惑，老师教跳绳时，双膝笔直才能跳得快。事实上，快速跳绳时 80% 的下肢运动都在踝关节，而我所讲授的长高跳绳法，踝关节运动占下肢运动的 60%，同时有意识地增加膝关节和髋关节的运动范围。而且在跳的时候，我们可以稍微用力向上跳，节奏要比平时跳绳慢半拍，保持 80 个 /min 左右。

注意落地时，让脚尖先着地，然后脚踝和膝关节弹性缓冲，髋关节也稍弯曲以缓冲力量。如此循环，不仅能减少跳绳时动作对下肢的冲击力，促进生长发育的效果也更好。

✦ 姚主任小课堂：不同年龄段孩子的跳绳训练课！

3～6 岁：

3 岁左右的宝宝就可以尝试跳绳了。这个时候让他随便蹦跳就好，不用计算数量，也不用估算跳起的高度，孩子只要喜欢就好。其关键在于习惯的养成，可以给孩子使用无绳跳绳，并且适当给予一些跳绳后的小奖励。

6～8 岁：

每天 3 次，每次 50 个，还可以再细分时间和数量，每天总数达到100～300 个。同样不需要过度追求高度和速度。

如果是刚开始学跳绳的新手，一开始不用硬性要求跳绳的数量，从每次 20 个逐渐增加到 50 个，从每天 3 组逐渐增加到 10 组。

8～10 岁：

每天 300～1 000 个，具体因人而异。一般来说，每组 50 个、每天5 组的运动量对 10 岁以下的孩子来说足够了；有些孩子运动能力强，可以酌情增加到 800 个，但不建议更多。过多数量可能会导致骨骼疲劳性损伤，出现关节疼痛甚至微骨折。尤其是过度肥胖的儿童则更要注意，过度肥胖儿童优先选择游泳、骑自行车、快走、器械运动，而不提倡跳绳。

10～16 岁：

每组 50～100 个，每天 8～10 组，即身体素质较好的孩子每天最多跳 1 000 个左右，运动能力强的可酌情最多增加至 1 500 个。即便孩子年龄增长，也不建议再给孩子加量。因为我们通过跳绳促进长高，是为了通过跳绳的上下垂直运动刺激下肢生长骨骺线分裂活跃，上述的运动量已经足够了，再锻炼下去很有可能会造成损伤，那么就得不偿失了。

★ 这样做，让跳绳助长效果翻倍！

有的孩子每天跳绳 1 000 个，3 个月长了 2 cm；而有的同龄孩子每天跳绳 500 个，如此训练了 1 个月就长高了 1.5 cm。不同孩子之间存在明显的个体差异，这是无法避免的。但如果家长能掌握一些孩子生长发育的"密码"，也确实能在养育孩子方面多走捷径，跳绳训练也不例外。

比如，长期坚持的跳绳训练要从小学开始，且最好是青春期之前。随着孩子年龄逐渐增长，骺软骨不会再有新的软骨细胞出生，等到所有软骨细胞骨化完毕，骨骺和骨干就会逐渐融合到一起，身高发育就基本停止了。因此，抓住孩子生长发育关键期进行跳绳运动，其助长身高的效果会更明显。

此外，可以选择孩子放学后、吃饭前，不饿不饱时跳绳。此时孩子几乎处于空腹状态，在相对低血糖及应激状态下，可以直接促进生长激素的分泌，加上运动本身可促进生长激素分泌，整体助长效果是比较明显的。但是，如果孩子不适应这种强度的训练方式，运动一会就头晕不适，那一定要停止这种训练方式。让孩子在运动前吃点小零食，在身体健康的基础上助长，才能使跳绳可持续，且长期起效。

✦ 培养丰富的运动爱好，同样促高哦！

除了跳绳之外，建议孩子在课余生活中培养丰富多元的运动爱好。跳远、跳高同样能刺激长骨生长板发育。游泳是几乎所有孩子都适合的全身运动，能塑造流畅的肌肉线条，同时增强肌肉力量。温馨提示，小朋友们一定要在规范泳池内游泳，同时注意安全哦。

我还想重点和大家介绍篮球这项运动。一场篮球友谊赛下来，运动员的起跳次数就能有 200 多次，光是这方面的锻炼就能有效促进孩子长高。相比起跳绳，篮球是一项对抗性较强，需要团队协作、沟通的集体运动。它不仅仅是跑跳锻炼，还能有效训练孩子的身体协调性和促进大脑发育。运动不分性别，我鼓励所有对其感兴趣的男孩、女孩都勇于加入篮球运动。我的孩子长期参与篮球队训练，年身高增长速度提升的同时，体格也更结实健康！

CBA 广州龙狮篮球队主教练郭士强为大家总结以下几点对长高有明显效果的篮球训练项目：

① 脚步训练，包括前后跳、交叉跳、纵向跳、侧跳等、折返跑等。

② 上篮训练，尤其是三步上篮训练，需要运动员全力向上跳，动作伸

展，手尽可能接近篮筐。

③拉伸运动，在运动前后进行一定时间的拉伸训练，对韧带、肌肉的张力舒展和骨骼生长有一定帮助。

✦ 儿童骨科科学长高运动处方

儿童骨科科学长高运动处方是根据孩子的身高、体重、年龄、所患疾病等对儿童进行评估，通过父母亲的相关信息来预测孩子生长潜力，为孩子设定适合的运动强度和时长（图2-1）。量身定制的运动处方，不仅能提供科学、正确的运动方式和技巧，从而降低运动损伤和慢性疼痛的风险，有效提高孩子的骨骼生长潜力，最大限度地促进身高增长，还能修复孩子因长时间的错误姿势造成的失衡问题，使其身体更加协调和健美，并有效预防一些与不良姿势有关的体态问题。

儿童骨科科学长高运动处方体检表

	姓名（昵称）		性别	
孩子身高信息 ★	出生年月日		骨龄/不详	
	身高（cm）		体重（kg）	
	联系电话或微信		晚上睡觉时间（24小时制）	
	跳绳速率	（个/min）	户外运动	（min/d）
	是否挑食	不挑 □ 中 □ 差 □	饮食量	优 □ 中 □ 差 □
	孩子性格（请选择）	温和 □ 中等 □ 急躁 □		
	是否报课外运动班	是 □ 否 □	平均每周多长时间	（min）
	琴棋书画类爱好	名称： 时间（min/d）：	体育运动类爱好	名称： 时间（min/d）：
父母信息 ★	父亲身高	（cm）	母亲身高	（cm）
	父亲体重	（kg）	母亲体重	（kg）
	父亲患有何种疾病或无	疾病名称： 或 无 □	母亲患有何种疾病或无	疾病名称： 或 无 □
	父亲性格（请选择）	温和 □ 中等 □ 急躁 □	母亲性格（请选择）	温和 □ 中等 □ 急躁 □
孩子体态信息	是否脊柱侧弯	是 □ 多少度_____ 否 □		
	是否驼背（请选择）	轻 □ 中 □ 重 □		
	是否扁平足	轻 □ 中 □ 重 □ （请选择）		
	腿型	正常 □ X、O形腿 □ 或其他_____		
	不良习惯	如：喜欢喝碳酸饮料等_____		
	其他情况			
备注	请尽可能填写完整，才能更好地评估孩子的生长发育情况以及生长潜力，给出良好的运动处方意见。 收到运动处方后请按时完成训练，循序渐进优化每日生活、运动习惯，并完成打卡			

图2-1 儿童骨科科学长高运动处方体检表

了解更多相关信息及获取运动处方，请关注下方公众号。

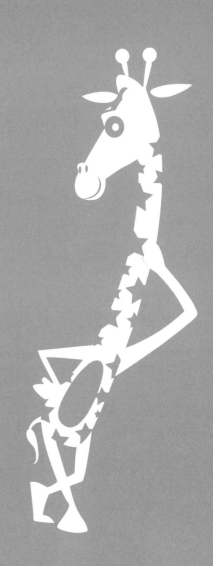
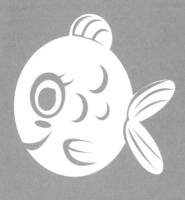

第三章

相对身高管理

从视觉上更显身高优势

前面我们了解了孩子绝对身高的管理方法，从本章开始，我们将通过脖颈、肩膀、脊柱、骨盆、腿部、足部等多部位的体态管理，了解帮助孩子整体看起来挺拔、修长、有精神气的新方法——相对身高管理。相信各位家长对此已经有一些模糊的概念，并做出过一些指导行为，比如，经常纠正孩子含胸驼背，帮助孩子挺直身板，提醒孩子"站有站相，坐有坐相"等。

　　纠正不良体态不仅关乎孩子身高与气质，更关乎孩子骨骼、关节、肌肉方面的健康发展。姚京辉医生所经手的大量骨科疾病病例，相当一部分就是从一些看似寻常的"坏习惯"发展恶化而来的，家长一定要重视起来！本章我们主要纠正孩子的不良体态，对孩子进行相对身高管理。

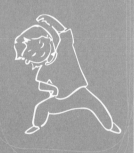

　　从本章开始，我们将系统学习"帮孩子提升相对身高"的知识。与相对身高概念相对的是绝对身高，即孩子经测量后得出的精准的身高；而相对身高通俗理解，就是一个人看起来的高矮。有的人虽然身高处于平均水平，但看起来却高挑出众。这其实和体态、精神面貌、穿着等都有关系。不管是孩子，还是家长，都一样。对于儿童来说，不仅要做好绝对身高管理，还要管理好体态，从而提升相对身高。

　　很多家长走在孩子身后，看到孩子含胸驼背，都会忍不住叮嘱"把背挺直了"，甚至还会"啪"一下拍在孩子后背上。其实，很多家长虽然对体态没有清晰的概念，但心中都有一个模糊的想法——孩子的体态需要时不时纠正一下。

　　体态更是个人气质、个人形象的体现。试想，如果孩子总是耸肩驼背，哪怕是一米八的大高个儿，看起来也会比实际身高矮，整个人也没有精神气。而且，很多成年人的骨骼、关节、肌肉劳损等问题，都与青少年儿童时期体态不佳、肌筋膜张力不对称等有关。

　　现在的孩子常常因学业而久坐书桌前，体育锻炼不足，而很多青少年儿童的体态问题正是力量弱、耐力差导致的。如长期保持不良坐姿，会导致骨骼变形，最终引发诸多体态问题。

✦ 影响身高的常见体态问题有哪些？

脊柱问题：正常人的脊柱从正面看是一条"直线"，如果孩子驼背、脊柱侧弯，脊柱就会朝某个方向呈现 C 形或者是 S 形的改变，缩短了"直线"两点间的距离，身高自然有所变化。轻度的驼背与挺直腰板的身高差距就可达 2 cm，严重的驼背或脊柱侧弯甚至可以导致大于 20 cm 的身高差距。

腿型问题：O 形腿、X 形腿同样影响身高（图 3-1）。注意，刚出生的宝宝大多是生理性的 O 形腿，生长发育至 1 岁半~ 2 岁，O 形腿的情况就会消失。X 形腿在 3 ~ 6 岁时比较明显，长至 7 ~ 8 岁，大部分孩子的腿形都会回归正常。但如果孩子已经大于 2 岁还是 O 形腿，或者 7 岁还是明显的 X 形腿，家长就一定要带孩子就医了。

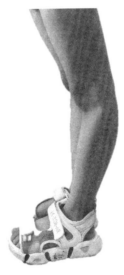

图 3-1 不良腿形

在婴幼儿生长发育黄金期，不要过早地进行剧烈运动，避免因小腿受力大而影响宝宝腿部骨骼生长和腿形。研究表明，超重的孩子更容易腿形异常，因此均衡、营养的饮食喂养同样重要。

扁平足：扁平足不仅影响足部外观，还会引起一系列体态问题，如足过度旋前、膝盖内扣、股骨内旋、胫骨相对于股骨外旋、骨盆下垂、脊柱侧弯、高低肩等。

✦ 如何发现孩子存在体态问题？

家长可以对照书中内容，简单地观察孩子静态时的体态。让孩子自然站立，家长用手机拍摄孩子正面、侧面、背面照片，再通过照片观察自评。

正面可能观察到的不良体态：

头：左右倾斜或旋转。

肩：高低肩、耸肩或者圆肩。

髋：左右倾斜，髂前上棘的连线不在同一水平面。

膝：内扣、外展和旋转。

侧面可能观察到的不良体态：

头：过度前伸（颈椎曲度变直）。

肩：圆肩或驼背。

髋：骨盆前倾或骨盆后倾。

膝：膝关节屈曲或过伸。

足：腿部直线不垂直足底。

背面可能观察到的不良体态：

头：左右倾斜或旋转。

肩：两肩不处于同一水平线，肩胛骨有翼状突出、上旋或下旋。

髋：左右倾斜，髂后上棘的连线不在同一水平面。

膝：内扣、外展和旋转。

　　出现上述情况，家长一定要重视，必要时可带孩子去咨询医生，并在医生建议下训练孩子的良好体态。有一部分情况，如假性扁平足，会随着年龄的增长自然好转，可仍然有相当多的体态问题，若小时候不纠正，长大毁气质、毁健康。

　　还需要注意，纠正孩子的不良体态，不是让孩子用力抬头挺胸就可以了。很多时候孩子出现体态问题，不是孩子不想站直，而是没力气维持正确的姿势。这就需要家长协助孩子完成一些科学的锻炼。更具体的青少年儿童常见的体态问题与纠正方法，我们将在接下来的章节详细讲解。

宝宝总喜欢歪着脖子，很多父母或许会觉得很可爱，尤其宝宝歪着脖子还对你笑的时候。不过，宝宝经常歪头，还总是固定歪向一边，那就得注意了！这很可能不是在"卖萌"，更不是容易纠正的"坏习惯"！

我们先从一个案例讲起：

明明从小机灵可爱，对世界充满好奇，总喜欢歪着头问个不停，这一动作经常"萌倒"一片大人。但家长们逐渐发现明明喜欢歪着头看东西，说话的时候也总喜欢头往右侧歪，很不喜欢左转头。随着明明的成长，其左右脸竟变得大小不一样。他的父母这才意识到问题的严重性。

家长带明明来面诊，最终确诊明明患有小儿肌性斜颈（图 3-2），导致颈部旋转功能欠佳。小儿肌性斜颈，若不及时治疗，将影响孩子的外观、身高，乃至一生的健康。

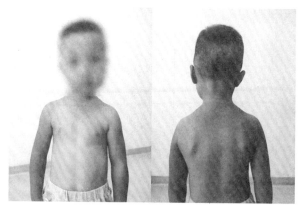

图 3-2　小儿肌性斜颈

什么是小儿肌性斜颈？严重者出现面部畸形！

小儿肌性斜颈是一种发生于小儿头颈部的姿势畸形。在所有小儿斜颈中，肌性斜颈发生的概率占比达 90% 以上。其主要病因是颈部胸锁乳突肌挛缩，造成颈部歪斜，如果右侧挛缩，宝宝的头部会倾向右侧，下巴斜向左侧（图 3-3）。

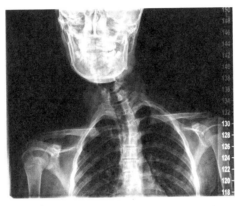

图 3-3　小儿肌性斜颈 X 线片

如不及时治疗，则会引发连锁反应。随着病情的发展，胸锁乳突肌挛缩逐渐加重，会引起患儿面部发育异常，常见如"大小脸"（患侧距离缩短，健侧增长）、"眼鼻歪斜"等颜面部畸形，严重影响面容美观。此外，该病情越晚发现，越难治疗，一般认为 3 岁以上，颜面部畸形难以完全恢复正常。

除了影响面容美观外，斜颈还会产生更严重的影响：因双眼不在同一水平线上，易产生视力疲劳而出现视力减退。严重斜颈者可伴有代偿性的颈椎、胸椎侧凸等骨骼异常，给患儿造成终身痛苦。

最佳治疗时期在 6 月龄内，绝大多数可完全治愈

其实，新生儿时期家长如果在宝宝的颈部触摸到位于胸锁乳突肌中下

段的肿块，且肿块无明显压痛且长期存在，家长就需要警惕这是由肌肉纤维化和挛缩引起的斜颈畸形，此时应尽快带宝宝就医。彩超检查是诊断小儿肌性斜颈的首要依据。小儿肌性斜颈在彩超检查结果中的主要表现为患侧胸锁乳突肌增粗、增厚，或可探及肌性肿块，回声增高或减低。

如果宝宝确诊为斜颈，治疗方法有保守治疗和手术治疗。其中，保守治疗为首选。经医学研究证实，1月龄以内的斜颈患儿接受推拿治疗，通常仅需 1～3 个月治疗，治愈率高达 95%；2 月龄以内的斜颈患儿治疗时间延长至 3～4 个月。宝宝斜颈的最佳治疗年龄在 6 月龄内，最好不要超过 12 月龄。宝宝年龄越小，治疗时间越短，治疗效果越好。

✦ 多种原因导致斜颈歪头，务必要重视

除了肌性斜颈外，还常见习惯性斜颈。

习惯性斜颈多见于宝宝妈妈习惯或者因单侧无奶水只用一侧手抱孩子的情况。因此，家长抱宝宝时要注意多交替换手抱；对于单侧无奶水的宝宝妈妈来说，即使无奶水一侧也要使用母乳奶瓶喂奶，帮助孩子锻炼往这一侧偏头；睡觉时，家长要引导孩子做两边交替的偏头训练，这样既能避免孩子形成习惯性偏头，又可以帮助孩子将头型睡圆；日常还可以用玩具引导宝宝做正确的转头训练。

值得注意的是，导致宝宝歪头斜颈的原因还有很多。比如，斜视导致的偏头、单侧听力异常导致的偏头、因颈椎发育异常导致的骨性斜颈等。

发现孩子看东西、听声音时明显偏头，家长就要带孩子去眼科检查是否存在斜视或者去耳鼻喉科检查是否存在听力异常。临床中还发现有孩子因为耳垢严重堵塞耳道而导致单侧听力下降，出现严重偏头的现象。

骨性斜颈较为少见，占所有斜颈疾病的 2%。有些宝宝属于骨骼发育上的畸形导致斜颈，有一些则是合并关节原发性的变形或不稳定造成颈部歪斜、颈部活动不良。若家长发现孩子出现斜颈倾向，务必及时选择专业

医院就诊，找寻孩子斜颈的原因。

像案例中的明明在婴儿时期原本有很大机会通过治疗完全康复，却因为家长一次次对疾病信号的忽视，最终导致悲剧的发生。因此家长一定要正视宝宝斜颈这件事。

另外幼儿期宝宝习惯性歪头，家长却将其当成一件好玩的事，每次宝宝歪头都会大声说"宝宝好可爱"，甚至拍照留念。这种做法会在无形中鼓励宝宝习惯性歪头，逐渐形成不好的体态。长期如此，很容易引起视力、颈部肌肉发育等方面的问题，同样会影响孩子的一生。

无论是何种情况造成的斜颈，都会严重影响身高。倾斜的头颈部会导致孩子的身高降低 1 ～ 3 cm。试想，多少家长绞尽脑汁，为孩子制订严格的饮食运动计划，甚至耗巨资给孩子打助长针，就是为了能让孩子多长 3 cm！如果斜颈严重，加之颈椎代偿性侧凸畸形等情况，孩子的身高还会更矮一些！

瑞瑞戴着一副厚厚的近视眼镜，学习成绩非常好，平时喜欢低头看书，也喜欢低头玩手机，经常一坐就是好几个小时，即便是寒暑假也不喜欢外出活动。瑞瑞妈妈倒是觉得只要瑞瑞学习成绩好就行了，无所谓他平时喜欢干什么。

"哈哈，你怎么那么像猿人呀！"某天瑞瑞被同班同学嘲笑自己的体态特征。也正是从那天开始，他意识到自己头部经常习惯性地往前探，就跟老爷爷似的往前弓着身体。其实整体来说，瑞瑞并不矮，但和班里其他同学站在一起，瑞瑞的精神气却总是差了一截。

有人认为这是一个人的"气质"使然。而实际上，所谓"气质"，不仅是内在涵养的体现，同样也与人的言行举止有关。脖子前倾（又叫头前伸）（图3-4），平时不痛不痒，很容易被忽视，但却使人看起来比实际更矮，还特别毁气质。更需要注意的是，脖子前倾影响的可不仅是体态美观，长期不予纠正，还会引发更多颈椎相关疾病。

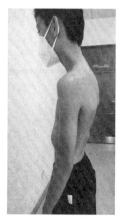

图3-4　脖子前倾

✦ 脖子前倾损害颈椎，别为疾病埋隐患

我们的颈椎没有想象中的那么"坚强"。拿成年人来说，头重约 5 kg，支撑头的就是颈椎。当头部向前倾时，颈椎的受力会随之增加。前倾的角度为 60°时（最常见为低头玩手机的角度），颈椎的受力可达 27 kg，达到头重的 5 倍多！

脖子前倾虽说只是一种"坏习惯"，还算不上是疾病，但若长期如此，随着脖子前倾角度继续增加，颈椎承受的重量也会随之增大，颈椎长期"不堪重负"，后果很严重——颈后部的肌肉被逐渐拉长，局部血液循环减慢，新陈代谢降低，从而引发炎症，形成慢性难愈的颈椎病。

"颈椎曲度变直"作为长期伏案的工作党们常见的一种职业病，其就是从脖子前倾这一坏习惯逐渐发展而来的。正常的颈椎是一个 C 形结构，这一生理弧线保证了颈椎的高度灵活性和稳定性。当发生颈椎曲度变直，颈椎将不再拥有承受头重的能力，也无法很好地缓冲压力，肩颈僵硬、疼痛，大脑供血不足，头晕头痛，相关神经受到压迫，肢体发麻等症状随之而来。

✦ 是什么导致脖子"越伸越前、越伸越长"？

① 手机党、低头族。

工作、学习间隙刷刷小视频，走路时掏出手机聊聊天，睡前再打把小游戏……手机越来越多地占据了我们的生活。对孩子来说，肩颈肌肉的承受度较弱，更加难以长时间维持正确使用手机的姿势，颈椎受力也会随之越来越大。

② 用电脑姿势不正确。

每天在电脑前埋头苦干同样会加重颈椎负担。正确的用电脑姿势应该是：保证背部有依靠，但不可以"瘫"靠在椅子靠背上；脚放平，座椅高

度要让腿保持舒服的姿势；鼠标、键盘等要摆放合理，避免伸手够，还可以适当把显示器垫高，避免低头看。

③ 久坐不起。

久坐不仅伤腰，也损害颈椎。长时间不活动，颈椎得不到放松，就会出现酸痛，严重时还会引起头晕。久坐危害大，不要为了节省时间"一动不动"。一般来说应避免久坐超过 90 min，适当站起来走一走，休息一下，对身体有好处。

④ 背部肌肉缺乏锻炼。

背部肌肉是维持颈椎稳定性的重要结构，锻炼背部肌肉可延缓颈椎劳损退变的进程。如果缺乏锻炼，背部肌肉薄弱，就不能很好地维持颈椎稳定。因此，一定要加强背部肌肉的锻炼，家长可以带孩子进行游泳等运动。

⑤ 睡觉时枕头过高。

高枕无忧？颈椎表示很受伤。不少人早上醒来会感觉肩膀酸痛、僵硬，其实是枕头没用对。睡觉时枕头不能过高，这会使得颈部软组织长期处于牵伸状态，加重颈部肌肉负荷，使斜方肌等肌肉出现劳损的情况。长期睡高枕所引起的颈椎病表现为颈部活动受限、肌肉酸痛、头晕、手发麻等症状。

检查孩子的枕头高度是否合适的方法：让孩子躺在枕头上，枕头受压后高度约等于一个竖起的拳头。枕到上面时，脖子能感觉被自然地托住了，且支撑脖子的地方最好能比后脑勺高 3 ～ 5 cm。

✦ 如何改善脖子前倾的习惯？

和瑞瑞有类似困扰的孩子、大人其实不在少数。尤其当孩子逐渐长大，步入青春期，对自己的外在形象也会更加关注。但若等到孩子青春期甚至成年后再纠正此"坏习惯"，会更加困难一些。

除了经常叮嘱孩子坐好、站好，避免久坐，进行适当的体育锻炼之外，在此推荐有需要的大人和孩子一起做"缩下巴"运动：

保持站姿或坐姿，也可以平躺在床上，不要枕枕头，然后将下巴水平向后收，让眼睛和下巴保持水平，以有一种脖子后侧被拉长的感觉为佳，每次后缩保持 5 s 后放松，每天重复 30 次。

家长还可以在不影响孩子学习的情况下，在孩子学习桌侧面摆放一个小镜子，让孩子能时刻关注到自己学习时肩颈头部的姿势，若体态不正确则自觉纠正，逐渐增强保持正确体态的意识。

不论如何，想要孩子养成好气质，保护颈椎很有必要。如果不想要孩子长大后受颈椎病困扰，常年贴膏药，家长更要从孩子小时候就纠正其脖子前倾等坏习惯。

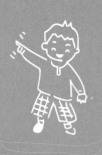

孩子的体态问题往往不会单一出现，比如脖子前倾的孩子常常还会驼背。门诊中驼背的孩子有两类比较特殊：一些女生因乳房发育而觉得不好意思，总是通过含胸驼背的方式去掩盖；而一部分男生则因为身高比同学高出不少，和同学说话时总习惯性地低头弯腰。我们从旁可以发现，孩子驼背后不仅显得仪态不好，而且整个人看起来蔫蔫的、很没精神。对此，家长需要多引导孩子正确而自然地看待他们身体的成长变化。

孩子驼背不仅影响外观，身高也会大大"缩水"。要知道，身高发育的前提是骨骼的健康成长，很多孩子却因为坏习惯影响了骨骼的发育。而驼背（图3-5）尤其影响脊柱的健康发育——脊柱是支撑身体活动的中坚力量。从身体侧面看，正常的脊柱有4个生理性的弯曲，颈椎、腰椎向后弯曲，胸椎、骶椎向前弯曲。其中胸椎曲度一般为 $20°\sim45°$，最容易因体态而出现变化。长期姿势不良，脊柱健康的弧度就会变形走样，产生各种疾病。

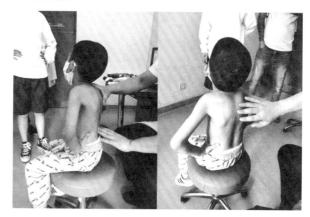

图 3-5 驼背

✳ 驼背是怎样一步步形成的？

简单理解，驼背是胸椎生理弧度过大、逐渐偏离原本健康的力线，使软组织、骨骼所受到拉扯的力变大，从而逐渐形成驼背。

现在驼背的孩子实在太多了！经常会遇到一些家长带着孩子来就诊，说最近孩子腰背部、颈背部疼痛，这其实就是长期驼背等不良习惯造成的。孩子课业负担重，长时间玩手机、电脑等，长期坐在书桌前，这种久坐会导致姿势变形，压迫脊柱；长期缺乏运动会让孩子胸背肌肉薄弱无力，久坐、久站都会导致驼背。除此之外，孩子过早背过重的书包也会压迫孩子的脊柱。

当然，也有个别驼背的情况是由疾病引起的，如强直性脊柱炎、舒尔曼病、黏多糖贮积症、骨质疏松症等，均需要专业的治疗。缺乏维生素 D 也容易让孩子驼背，并出现明显的肌肉无力、运动功能发育迟缓等情况。为了预防此情况，家长要经常带孩子晒太阳，同时食用富含钙、磷、维生素 D 的食物。

✳ 驼背对身体的其他影响

驼背不仅是习惯问题，如果不及时纠正，不良体态还容易衍生各种疾病，严重影响孩子的健康，甚至引起骨骼发育问题。

① 引起颈肩、背部、胸骨部疼痛。

青少年儿童群体中最常见的驼背问题会导致颈部肌肉松弛无力，斜方肌上部与胸肌过于紧绷，脊柱后凸，腰背肌受到牵拉，易发生劳损，稍微久坐、久站就会感到肩颈、腰背酸痛。

② 压迫心肺。

含胸驼背会导致肺的活动量降低，进而使胸腔的容量变少，影响肺活量和呼吸通气量，严重者会养成胸式呼吸的习惯，时常感觉喘不上气，同时心脏也会受到一定的压迫。

③ 导致头晕和手臂麻痛。

驼背严重时，脊柱问题影响日常生活。当颈椎曲度变小，压迫穿行于颈椎之间的椎动脉，就会引起脑供血不足，使人头昏目眩。

✦ 自测孩子含胸驼背的程度是否严重

可以通过以下方法自测孩子"含胸驼背"的程度：

让孩子背靠平整墙壁站好，脚后跟、臀部、后脑勺依次贴住墙壁。这个时候观察：如果孩子做这个动作毫不费力，且后颈最凹陷处离墙壁 3 ~ 5 cm 距离，说明孩子的脊柱没有发生变形，即使驼背也只是习惯问题，日常需多加纠正。

而如果孩子的后脚跟和臀部均贴到墙壁，后脑勺却要很费力才能贴到墙，甚至还要把头仰起来才能贴到墙，说明脊柱有一定变形；如果后脑勺无法贴墙，且后颈最凹陷处与墙壁距离大于 5 cm，证明脊柱变形较为严重。出现这两种情况建议带孩子就医。

✦ 改善驼背，从重新学走路开始

帮孩子纠正体态问题，就要重新从基础学起。你家孩子会正确走路吗？正确的步态应该包括：

① 昂首挺胸，但要往内收下巴。
② 眼睛直视前方，尤其不要边走路边低头玩手机。
③ 肩膀放松，后背自然挺直。
④ 走路时膝盖伸直，脚跟先着地。

正确的坐姿与上文①～③类似。此外，家长还要留意孩子的课桌、书桌是否合适。参考《学校课桌椅功能尺寸及技术要求》（GB/T 3976—2014），孩子坐在桌椅前时，两脚平放在地面，大腿与小腿能够基本垂直；小臂自然放于桌面时，上臂与小臂基本垂直。

家长们不要小看驼背问题！研究显示，脊柱问题正成为青少年儿童的"健康杀手"，近视等问题也与驼背等不良习惯有关。我们纠正孩子驼背这一不良习惯，除了能让孩子看上去更高、更精神外，还能帮助孩子健康地成长发育。

前面说到，如果孩子久坐、久站，长期使用不正确的姿势写作业、玩手机，很容易出现驼背现象。如果不及时加以矫正，会影响日后的骨骼和形体发育，危害多。那应该如何矫正驼背呢？不少家长会购买"驼背矫形器"让孩子佩戴，希望借此矫正驼背，帮助孩子"挺直腰板"，网络上此类商品很多，堪称家长们心中的"矫脊神器"。

那么，这种"驼背矫形器"真的能矫正驼背吗？很遗憾地告诉你，作用微小，若用错了，"矫器"很容易变"绞器"，反而害了孩子！

✦ 单靠外力只能解一时之需

先来看看"驼背矫形器"背后的原理。它需要长时间穿戴在身上，通过肩带的固定拉住肩部，阻止肩部内扣，从视觉上看孩子的确是打开了双肩，后背也被固定住，达到挺胸、开肩的效果。但事实上，通过外力拉开肩膀和背部，仅是让孩子的肩颈脊柱"看起来正常"了，根本性问题还是没有得到解决。

打一个比方：有孩子因腿部肌肉力量不足、跑步姿势不正确等问题跑步慢，为了帮助孩子提升速度，家长给其配备了一辆自行车。骑上后，孩子的跑步速度看似比其他孩子更快了，但其腿部肌肉力量不足、跑步姿势不正确等问题依然没得到解决。孩子下了车，参加跑步比赛，照样追不上别人。

这个案例说明了什么道理呢？孩子一旦失去外力约束，便"原形毕露"。

可能有的家长会问："我让孩子每天长时间佩戴'驼背矫形器'，等孩子养成自行挺胸的好习惯后再摘除可以吗？"答案是"不行"。"驼背矫形器"有强力支撑作用，使用者习惯了它的支撑而不去锻炼，就会导致背部肌肉的进一步萎缩，从而出现更严重的后果。

再一次强调，驼背所引起的形体改变，除了习惯问题，还缘于某些肌肉力量过于薄弱，另一些肌肉代偿性地过度用力，肌力不平衡所致。想要真正地改变驼背，自身肌肉的锻炼才最重要，毕竟只有依靠自身力量维持，才能自然长久地维持良好体态。

✦ 增强背部肌肉力量方是根本

外部力量不可靠，还得从根本解决问题！矫正驼背、纠正体态的核心方式是多参加体育运动，增强背部肌肉的力量。

无论对大人还是孩子来说，改善肩颈状态、纠正不良体态的运动首选游泳。游泳可以锻炼全身肌肉，在游泳时需要不断地伸展脊椎，从而可以有效防止驼背的产生。而且，游泳的运动强度不会对孩子的身体造成过大的负担。

如果受条件限制，没有合适的场地，家长在家也能帮助孩子锻炼肩颈、胸部肌肉群。最简单的当属扩胸运动：

让孩子直坐于椅子上，手臂在身体两侧，向前平举至与肩膀等高，然后向胸前弯曲手肘。两肘缓缓后拉，让肩胛骨逐渐收紧，拉伸胸大肌，双肘向后拉伸时保持这个姿势吸气，然后慢慢地把下巴抬起来，仰头吐气3 ～ 5 s，每天重复10次。

每天还可以让孩子花20 ～ 30 min进行靠墙站训练（即站军姿），能有效训练背部肌肉线条、锻炼核心和全身性稳定性，防止驼背。年龄较大的孩子可以进行俯卧撑、平板支撑、仰卧起坐、吊单杠等运动。另外，打羽毛球等运动也能很好地锻炼相应部位的肌肉群。

总之，盲目相信"驼背矫正器"是偷懒行为，想要真正帮孩子纠正不良体态、养成好的体态习惯，需要家长持之以恒的叮嘱与孩子适当的锻炼，还要遵循科学的方法！

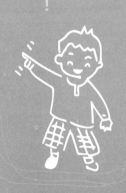

家长最近发现，鑫鑫走路的时候，一侧书包肩带经常往下滑，两边肩膀看起来一边高一边低。侧面观察，两边后背似乎也厚薄不一致。这可急坏了鑫鑫家长，立即带孩子就医检查。经检查，鑫鑫的脊柱呈 S 形弯曲（图 3-6），侧弯角度（Cobb 角）高达 25°！

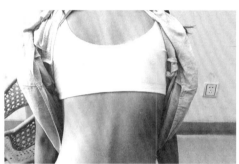

图 3-6　脊柱弯曲

脊柱侧弯是近年来在青少年儿童中高发的疾病，常见在脊柱的一个或多个节段上，出现了偏离身体中线而向侧边的弯曲，形成了一个有弧度的脊柱畸形（图 3-7），常见发生在颈椎、胸椎、腰椎等处，其中以胸椎和腰椎最为常见。

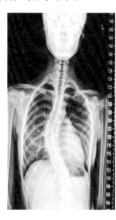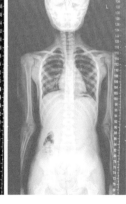

图 3-7　脊柱侧弯 X 线片（左）与正常脊柱 X 线片（右）

据国家卫健委统计，我国中小学生脊柱侧弯发生率为 1%～3%，侧弯人数已经超过 500 万，每年还在以 30 万左右的速度递增，已成继肥胖和近视之后，影响青少年儿童健康的第三大"杀手"。这个疾病，能让孩子们的脊柱向侧方弯曲超过 10°。

不要小看这区区 10°，下面就来告诉你脊柱侧弯情况有多严重！

脊柱侧弯明显导致躯体体态扭曲变形，不再挺拔。脊柱侧弯凸侧的肌肉和韧带还会因长时间的牵拉而变得松弛、收缩能力下降，最终导致肌肉萎缩；而凹侧的肌肉、韧带则长时间处于缩短状态，会导致肌肉挛缩、粘连。

✦ 挺拔的"小树苗"是怎么变弯的？

孩子经常歪着头、扭着身子写作业，或者长时间低头玩游戏，还有的孩子习惯性用同一单侧肩背书包、挎包，这些不良习惯很可能导致脊柱侧弯。

跷二郎腿会导致脊柱侧弯吗？这个舒服的坐姿被许多骨科专家称为"脊柱杀手"。跷二郎腿时易弯腰驼背，受力不均匀，久而久之脊椎便朝一侧弯曲，甚至导致骨盆扭转失衡、腰椎间盘突出、形成不良腿形等情况。

但实际上，相当大比例的脊柱侧弯发病原因尚不明确，就最常见的脊柱侧弯类型——特发性脊柱侧弯（占脊柱侧弯发病类型的 80%～90%）来说，其病因存在许多医学猜想，如遗传因素学说、激素学说、结构畸形学说、神经肌肉失调学说等。

其中，10～14 岁青少年儿童处于骨骼快速生长期，特发性脊柱侧弯多在这个年龄段被发现。女孩的发病率会高于男孩，尤其在大角度的侧弯上，男女比例可达 1∶9，这可能与女性雌激素受体基因有关或因女性生长高峰比男性早 1～2 年，其肌肉力量较弱等导致。

孩子姿势不对、习惯不好，是否会影响脊柱健康？会受到影响，但是否还受其他因素影响，最终形成脊柱侧弯，目前医学界尚无定论。但可以肯定的是，保持良好体态是家庭式预防脊柱侧弯的关键做法。

除此之外，还有少部分患者为非特发性脊柱侧弯，常见病因包括神经肌肉病变、神经纤维瘤、软骨发育障碍等。

✱ 脊柱侧弯危及身体健康！

2021 年，国家卫健委发布了《儿童青少年脊柱弯曲异常防控技术指南》，要求将脊柱侧弯异常筛查项目纳入学生体检内容，筛查结果纳入健康档案。国家对青少年儿童脊柱侧弯问题的重视程度显而易见，家长也要格外重视这个问题。

脊柱侧弯对孩子的危害主要体现在以下几个方面：

① 严重影响体形，导致身体不正甚至驼背。

发生脊柱侧弯后，脊柱向一侧弯曲，这样弯曲一侧的肋骨会被脊柱顶起来，而另一侧的肋骨则会被拉直，这样就造成后背隆起，形成剃刀背或者驼背。

② 影响孩子发育，导致发育迟缓或过早停止发育。

脊柱侧弯会影响身体对钙质的吸收，容易出现发育迟缓或者是过早停止发育的情况。

③ 可能会压迫神经脊髓，导致运动功能障碍。

神经是传递行为信号的信息通道，当脊柱侧弯压迫神经脊髓，信息通道被阻断的时候就会影响信号传输导致肌肉无法行动。

④ 让胸廓变形，出现心肺功能异常。

对于驼背较为严重的人群来讲，由于身体整体呈现前倾的状态，压迫到了胸腔和腹腔，那么它们的容量就会变小，使得心脏和肺部受到严重压迫，从而导致肺部的舒张功能下降，会出现呼吸不过来，或食欲下降的情况。

⑤ 让孩子的身高"缩水"。

从外观上看，脊柱侧弯会导致身高"缩水"。一般来说，脊柱侧弯矫正后，身高会有一定幅度增加。至于后续会不会接着长高，则要看骨骺线是否闭合。

⑥ 长期脊柱侧弯可能会让孩子出现自卑等心理健康问题。

脊柱侧弯从外形上会导致人体出现异于正常身形的畸形情况，可能会让孩子遭受嘲笑，给孩子留下心理阴影。发育期的孩子本就敏感，看着变形的身体，可能会变得自卑，与人交流减少甚至远离人群，形成孤僻性格。

✦ 脊柱侧弯如何早发现、早干预？

由于特发性脊柱侧弯初期不痛不痒，难以发现，建议家长定期观察，通过"看"和"摸"，做到心中有数。如果发现孩子有如下现象，家长就要警惕了。

首先是看：

看两边领口是否对称，圆领衫是否为对称的弧形。

看一侧肩膀是否比另一侧高。

看后背是否一侧隆起一侧平坦。

如果是女孩，看双乳发育是否对称，如是否存在一侧乳房较大一侧较小，或者两侧高度不同。

其次是摸：

用手触摸脊柱的棘突，观察是否在一条直线上。

摸肩胛骨是否一边高一边低，不在同一个水平面。

如发现以上异常，建议家长及时带孩子到医院就诊，做到早发现、早干预，为孩子争取治疗的宝贵时机，早日恢复健康。当然，最重要的还是要让孩子养成良好的习惯，不管是学习还是娱乐，都要端正坐姿。

✦ 青少年儿童特发性脊柱侧弯的常规治疗方案

如果脊柱侧弯角度在 15° 以下，可以通过形体锻炼矫正，如吊单杠、侧弯体操等锻炼，发育未成熟者必须密切随访，4 ~ 6 个月后重新评估。如果脊柱侧弯角度为 15° ~ 45°，或每年增加超过 5° ~ 10°，需要进行支具治疗，每天固定时间不少于 23 h，固定至孩子骨骼发育成熟为止。

有一种"翘臀"叫骨盆前倾，相当于骨盆向前偏移，在体态上往往表现为胸、臀凸出，乍一看是"前凸后翘"的"完美身材"，实际上，这或许是一种"病态"现象。

生活中，多数人的骨盆都会有点前倾，但是如果骨盆过度前倾，可能会引起一系列的健康问题。骨盆前倾除了会影响身高，同时也会导致关节、肌肉等一系列问题，还可能造成泌尿系统、消化系统问题！

✴ 孩子消化不良，竟因骨盆前倾？！

这种情况乍一听有点匪夷所思。每个孩子都曾经历过消化不良，家长常觉得是孩子不小心吃多了，给孩子助助消化就没事了。何曾想到，骨盆也能影响孩子的消化系统？

还真是！骨盆前倾（图3-8），顾名思义，就是骨盆向前倾斜，人站立时骨盆向地面方向倾斜。而骨盆承载着内脏，骨盆前倾会导致人体比例失衡及下半身肥胖、骨盆变形，会引起内脏下垂，小腹凸起，臀部横向发展、下垂等，进而破坏身体曲线，肠胃功能也会出现问题，骨盆前倾的孩子通常以胸式呼吸为主，导致肠胃的蠕动减慢、消化功能减退，孩子易出现食欲减退、消化不良等情况。

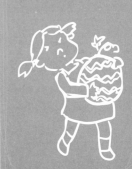

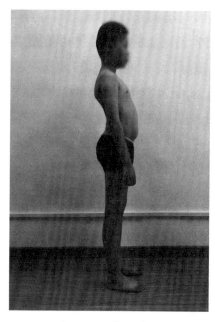

图 3-8　骨盆前倾

✦ 骨盆前倾是怎么形成的？

　　骨盆前倾对儿童整体发育带来的影响是巨大的，如果不及时干预就会出现因姿势异常引起的肌肉骨骼问题，会对儿童的生长发育和运动功能造成更大的负面影响。家长们需要先知晓孩子骨盆前倾的病因。

　　缺乏运动、核心力量不足是导致孩子骨盆前倾的常见原因。越小的孩子神经控制能力和肌肉力量就越弱，很容易核心不稳、重心前移，这在刚开始学步的宝宝身上很常见。但随着孩子年龄的增长，如果身体没有得到足够且合理的锻炼，家长也没有及时纠正孩子的不良体态，这种"挺肚翘屁股"的姿势就会一直延续下去，骨盆前倾就是这样来的。

　　此外，过度开发儿童身体柔韧性而忽略力量发展，或者养成不良习惯（久坐、不良坐姿等）也会引发骨盆前倾。众所周知，肌肉附着在骨头上，并通过肌肉收缩完成关节运动，而长期的肌肉力量不平衡会使肌肉长度改变，进而改变骨头位置，这是骨盆前倾最为直接的病因。

严重骨盆前倾患者可能会伴有不同程度的驼背、下肢肥胖等症状，会出现身体曲线异常、骨骼畸形，加重内八字腿和外八字腿，所以严重的骨盆前倾会直接或间接地影响身高，身高一般会减少 1 ～ 2 cm。

✦ 如何评估孩子是否出现骨盆前倾？

骨盆前倾一定要引起家长的重视，那么，如何判断孩子是否有骨盆前倾现象呢？

可以让孩子仰卧在地垫上，全身放松，双脚踩地，两脚跟靠近臀部，这时大腿达到屈髋 45°左右，家长用手伸到孩子腰部后面，看看孩子的腰部与地面是否有明显间隙，如果成人手掌可以轻松放入，说明存在骨盆前倾的情况。间隙越宽，说明问题越严重。

更简单的方法是，让孩子靠墙站立，后脑勺、后背、屁股、小腿、后脚跟都贴墙，将一个手掌平放在腰后。如果还有空间进行左右移动，那就极有可能存在骨盆前倾了。

初判孩子存在骨盆前倾的状况，家长就要尽快带孩子去医院通过 CT 检查、X 线片等方式诊断骨盆前倾的原因，然后进行相关的治疗矫正。

✦ 青少年儿童的"假翘臀"，该管管啦！

青少年儿童骨盆前倾属于体态问题，多数由不良的生活习惯引起，那么矫正骨盆前倾的前提以及关键便是改掉不良的习惯，再加以合适的锻炼增强肌肉力量。骨盆前倾要通过运动锻炼腹部肌肉力量，加强骨盆中立位肌平衡。常用的运动方法有训练腹肌的平板支撑、仰卧抬腿等。

这里给大家介绍两个家庭式矫正儿童骨盆前倾的好方法。

① 腰腹、后背的桥式训练。

让孩子平躺在垫子或床上，膝盖与肩同宽，双腿弯曲，腰腹、背肌发力，臀部收紧慢慢往上抬，使得大腿、骨盆、腰腹连成直线，在最高点处，身体与地面呈 45°。保持动作 5 ~ 10 s，然后缓慢放下身体，这个动作可以每组做 10 次，每天做 3 组。

② 弓步跪姿肌肉拉伸。

上半身保持直立，一腿迈向前，屈伸，后腿膝盖贴于地，重心前移，呈弓步跪姿，保持 15 ~ 30 s，可重复 3 ~ 5 组。这个动作能有效拉伸到髂腰肌，有利于恢复肌肉的伸展性和弹性。

其实孩子的可塑性比成年人要强。因此，孩子的骨盆前倾也不似成年人的骨盆前倾那样严重。对于大多数的孩子来说，只要能及时发现体态问题，通过改变不良习惯以及科学的矫正训练，都可以矫正恢复，所以家长不必过度困扰，但也不可掉以轻心。

腿形对人影响很大，笔直修长的腿形会让人看起来更加高挑。而一些问题腿形，常见有膝内翻和膝外翻，不仅在外形上略逊一筹，还会影响孩子的生长发育。

膝内翻，又称 O 形腿，表现为站立位时踝关节靠拢后，膝关节内侧不能靠拢（图 3-9）。

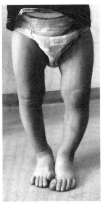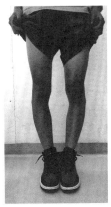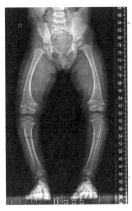

图 3-9　O 形腿病例（左、中）与 O 形腿 X 线片（右）

膝外翻，又称 X 形腿，表现为站立位时膝关节靠拢后，踝关节内侧不能靠拢（图 3-10）。

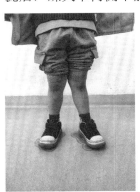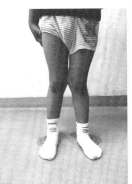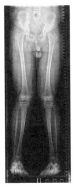

图 3-10　X 形腿病例（左、中）与 X 形腿 X 线片（右）

不管是 X 形腿还是 O 形腿，都破坏了膝关节正常力的分布，使膝关节一侧所受的生物应力增大，对侧相对减少，不仅影响形体，更影响健康。

腿形异常的孩子，走路容易不稳，易摔跤。不仅影响美观、影响步态，还容易造成心理上的自卑，影响身心健康。我认识一些年龄比较大的O形腿、X形腿的孩子，多年不敢穿短裤、裙子。还有许多患者长期剧烈运动，膝关节内或外侧压力较大，从而引起关节磨损和疼痛，等进入中老年期，还容易出现骨性关节炎。

而且，严重的O形腿、X形腿会明显影响身高。

我曾经的一对双胞胎患者，患有O形腿的双胞胎妹妹比姐姐要矮3 cm，除此之外她们身形、外表几乎一模一样。其原因就是双胞胎妹妹缺乏维生素D。

当孩子患有膝内翻，双下肢自然伸直站立时双足内踝能相碰，但双膝不能靠拢，相同长度的直线，如果有一根弯成弧线，那肯定直线更高，这就能解释上例中妹妹更矮的缘故。

✦ 如何自测孩子是否有O形腿、X形腿？

家长可以让孩子站起来，自然站直，双腿合并，然后观察其膝关节和踝关节的情况：如果脚踝和膝盖可以并拢，双腿比较直，小腿中间的间隙较小则为正常腿形。如果双脚可以并拢，而膝关节处不能并拢，双膝向外侧突出，则很可能为O形腿。

从医学角度来说，第一种标准为孩子平躺状态下，测量膝关节间距，膝距 < 5 cm 为轻度膝内翻，5 ～ 10 cm 为中度膝内翻，>10 cm 为重度膝内翻。也有部分专家认为第二种标准更好，即以膝距 < 3 cm 为轻度，3 ～ 8 cm 为中度，>8 cm 为重度，其实这个和家长的接受程度有关，也与孩子的年龄有关。当孩子腿越长，轻度的膝内翻角度也会导致较大的间距出现。因为O形腿对今后的肢体运动和运动中可能出现的疼痛有较大影响，所以我通常推荐膝内翻选择第一种判断标准。

如果膝盖可以靠拢，但双脚踝不能并拢，则很可能为 X 形腿。我推荐以下判断标准：孩子平躺状态下，测量踝关节间距，踝距 < 5 cm 时为轻度膝外翻；5 ～ 10 cm 为中度膝外翻；>10 cm 为重度膝外翻。

还有一种比较特殊的情况，孩子的双膝、双踝内侧都能并拢，但小腿胫骨分得比较开，这种情况属于 XO 形腿。它是介于 O 形腿和 X 形腿之间，和 X 形腿一样膝外翻，但同时还可能伴有轻微的足外翻。

✦ 小宝宝出现生理性 X/O 形腿，先别着急

对于婴幼儿来说，一般情况下出现生理性 X/O 形腿是正常的生理发育现象，也称"钟摆现象"。宝宝出生前，狭小的子宫空间会让其腿骨轻微弯曲，所以所有婴儿都是天生 O 形腿；等到了 18 个月至 2 岁左右，宝宝开始学步，O 形腿会逐渐改善，一般 1.5 ～ 2 岁 O 形腿消失，腿型发育成为中立位；等到 3 ～ 6 岁时，宝宝的双腿变成 X 形腿，一般在 3 ～ 4 岁时达到最大外翻，此后 X 形腿的程度慢慢好转；到 7 岁左右，小孩下肢的力线和成人差不多了，基本变得正常，家长可以留意下孩子发育力线的变化。

如果孩子出现的 X/O 形腿双侧不对称、角度过大，或不符合生理年龄变化，那就要考虑是病理性 X/O 形腿了。这两种不良腿形的病因多种多样，需要由专业的儿童骨科医生来进行评判。

导致 X/O 形腿更直接的原因还包括：让孩子过度使用学步车、过早站立、幼儿时期坐立行走姿势不正确、肥胖超重等情况。

如果孩子还有骨盆前倾的情况，膝关节受到的压力将会更大，大腿骨和胫骨之间的协作平衡被打破，再加上臀部肌肉的无力，会导致大腿骨内旋，最终也会形成病理性 X/O 形腿。还有孩子从小喜欢"鸭子坐"，这种坐姿会牵拉膝关节外侧副韧带使其松弛，而膝关节内侧副韧带拥有相对偏

大的力量，牵引胫骨内旋，发生膝内翻。

据统计，70%以上膝内翻由维生素D缺乏引发的佝偻病导致，这也是家长需要注意的方面。

如何及时发现小宝宝患病理性X/O形腿？

前面说到，绝大多数小宝宝X/O形腿属于正常生理现象。但仍有少部分宝宝存在病理性X/O形腿，需要家长警惕以下表现，及时带宝宝就医：

①0～2岁膝间距大于3 cm；

②2～7岁踝间距大于5 cm；

③大于2岁仍存在膝内翻，可能存在佝偻病、多发软骨发育不良、布朗氏病等。

预防X/O形腿，关键在于不"揠苗助长"

不良行为习惯是导致X/O形腿的"罪魁祸首"，如不良的走姿、站姿等。因此，改变这些不良习惯对预防出现腿形问题至关重要。科学的运动也必不可少，其不但能提高孩子身体素质，还能避免一些腿形问题。但要注意的是，过早让孩子学习足球、武术等运动会增加X/O形腿发生的风险。

尽量避免让宝宝趴着睡，也不宜过早让宝宝学走路。平时可以多带孩子参加户外运动，多晒太阳，通过丰富的膳食营养补充钙质和维生素D。

纠正不严重的X/O形腿，改善肌肉受力不均

对于较为严重的X/O形腿，比如先天的结构性X/O形腿，必要时还需要通过手术治疗。但更多情况下，孩子的X/O形腿很可能是功能性

X/O 形腿——出现了膝内翻或膝外翻的现象，但是当主动弯曲关节时，能够使膝关节、踝关节相互触碰，体态也能恢复正常，这往往就是后天不良习惯导致的。

此时医生会提供一些力量训练和核心训练的锻炼方案改善肌肉发力的不平衡，恢复胫骨和骨盆的正确位置，并纠正孩子日常坐立、行走的不良姿势，必要时还会使用矫形器等辅助工具。具体的治疗方案具有一定个体化，视孩子的 X/O 形腿情况而定。

最后向大家介绍几种简单易行的锻炼方法作为参考。

① O 形腿孩子的夹物深蹲训练。

让孩子自然站立，双脚与膝关节同宽，一般距离 10 cm 左右。两腿膝关节之间夹紧一个弹力球，然后缓慢屈膝、屈髋进行下蹲。动作过程中核心区域收紧，控制身体稳定，每组 8 ～ 10 次，间歇 20 s，每天进行 4 组。

② X 形腿孩子的夹物抬腿训练。

让孩子坐在板凳上，首先两脚触地，屈膝 90°，脚踝紧夹一质软物品，比如毛巾等。然后双脚离地、伸膝，两腿尽量上抬，保持 5 ～ 10 s，放松还原，每组重复 30 次，每天做 3 ～ 5 组。注意脚踝夹着的物体不能掉落，刚开始可以选择较大的物品，之后逐渐选择更小的物品进行训练，直到能夹住一张纸。

鞋是我们生活中必不可少的东西，是足部亲密的"伙伴"。更重要的是，鞋子很可能还是我们身体健康状况的"记录者"。只要我们走路，鞋底总会有点磨损，鞋底磨损的程度和位置，能够反映我们的健康状况。

原因不难理解，鞋底磨损的状态能够反映出我们平时行走时足底发力的情况，在受力均匀的情况下，鞋底的磨损也很均匀。如果鞋子质量不错、孩子行走步态良好，那么在一段时间内，鞋子磨损的程度也不会很严重。

但是，如果我们发现鞋子，尤其是鞋底部分有异常的磨损，那可要注意了！接下来这个案例中的妈妈就比较细心，及时发现了孩子的足部问题：

朱朱妈妈在洗鞋时发现，朱朱鞋子的鞋底普遍内侧边磨损严重，尤其是足跟区域，完全呈现倾斜面。当下她便决定尽快带朱朱去儿童骨科面诊咨询。

经过一系列专业检查，发现朱朱患有严重的扁平足、跟骨外翻、副舟骨炎。朱朱妈妈说："怪不得孩子平时运动能力很差，体育考试总是班上倒数几名。"

我安慰朱朱并表扬了他的家长，很多家长没有"明察秋毫"，导致大多数孩子的足部问题伴随其一生。而很多足部疾病早期发现，尽早进行形体训练或专业矫正，就能够恢复得相当不错。

经过一段时间的治疗和康复训练，朱朱的运动能力显著提升，足弓角度也有一定程度的改善。再次和各位家长强调，及时发现和治疗是足部疾病恢复功能的前提！

✦ 如何从鞋子的磨损判断足部问题？

现在就可以拿出孩子的鞋子一起观察。为了排除鞋子质量影响，可以同时用多双鞋子进行对比。

① 鞋底外侧磨损较多。

如果鞋底后跟和前掌的外侧磨损严重，说明走路时着力点在鞋跟外侧，鞋底外侧受力过多，常见于足弓异常增高、脚跟内翻。家长还可以参考本章第八节，看看孩子是否有膝内翻的情况。

② 鞋底内侧磨损较多。

如果鞋底后跟和前掌的内侧磨损严重，这种受力方式往往与高弓足相反，最常见于扁平足、X 形腿。扁平足的主要特征是足弓降低或消失，足跟外翻。除了鞋底内侧会出现异常磨损外，鞋底中间也会出现磨损。而 X 形腿在医学上被称为膝外翻，与 O 形腿相反，会导致小腿胫骨向内翻转一定角度。

③ 鞋底磨损集中在前脚掌踇趾部位。

这种情况也不少见，很可能是踇外翻造成的。踇外翻是一种常见的足部畸形，主要病因是位于踇趾底部的关节脱位，引起踇趾往外侧弯，造成踇趾骨头向外突出。走路时，踇外翻的患者在足尖蹬离地面时往往通过踇趾外侧蹬离，导致踇趾外侧磨损严重。家长可以通过直接观察，判断孩子的脚踇趾是否有外翻畸形。

④ 左右鞋底不对称磨损。

双腿用力不均匀，左右腿长度不一样（即"长短腿"），鞋底的磨损程度也不一样。一般来说，长腿那只脚鞋底磨损小，短腿那只脚鞋底磨损大。现实生活中，正常人的双腿不一定绝对等长，成人双腿长度差距在 2 cm 以内可以通过体态进行调整代偿差距，在体态、步态上都不会明显显现出来。但如果孩子明明下肢长度差距不大，但却表现出明显的"长短腿"，又或者下肢长度存在明显差异，走路跛行，影响日常生活，这些都需要就医检查。

通过鞋底磨损情况来初步判断足底结构是否有异常，只能作为参考，为的是帮助家长及时察觉孩子身上的异常"小信号"，及时带孩子就医检查，及时干预、治疗。除了咨询专业的医生，家长自身也要掌握相关的医学科普知识，帮助孩子健康成长。

有些孩子走一小会儿就喊脚累，家长很疑惑，会认为可能是鞋子问题，甚至认为孩子娇气。其实，或许是扁平足惹的祸。

乐乐的父母都有严重的扁平足，平时下楼散步或出门行走十几分钟就需要休息。乐乐遗传了父母的大平足，有非常明显的足弓塌陷（图3-11），副舟骨区突出明显，穿鞋摩擦疼痛，走几步路就喊累，体育成绩也比较差。

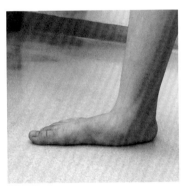

图3-11　扁平足

但扁平足影响的仅仅是人们的出行频率吗？显然不是。很多人从小体检被诊断有扁平足，但却从未重视这个问题，扁平足在潜移默化中损害了人的身体健康，最终带来的伤害伴随一生。

✶ 认识扁平足，区分真假扁平足

人足部的足弓由三个部位构成：内侧纵弓、外侧纵弓及横弓。正常足弓富有弹性，可以帮助我们缓冲和分散冲击力，保护血管和神经免受压迫。但有一部分

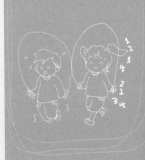

人内侧纵足弓低平或消失，就是我们常说的扁平足。扁平足就是一种足弓塌陷的现象，它的形成有遗传因素，也会受后天不良习惯的影响。

扁平足被分为功能性扁平足和病理性扁平足。功能性扁平足在没有受力时看得到足弓，然而着地承受身体重量时足弓就塌陷，是韧带松弛或肌肉乏力所导致的扁平足。而病理性扁平足指不管有没有承重，足弓都呈塌陷状态。可能造成病理性扁平足的原因包括足部结构异常、韧带松弛低张力、肥胖等。

当然，婴幼儿在生长发育过程中，也会出现一段时间的生理性扁平足（图3-12）。当我们观察小宝宝肉肉的小脚丫，就会发现小宝宝们都没有足弓。研究统计发现，2岁以下的小孩几乎全是扁平足，3岁的孩子中扁平足占80%。婴幼儿时期的生理性扁平足一般都没有明显症状，不常出现疼痛，也通常不必治疗。

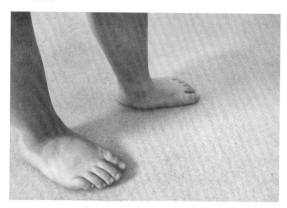

图 3-12　婴幼儿生理性扁平足

4岁左右的孩子足弓开始发育，绝大部分孩子的足弓会在7～8岁发育完全。家长需鼓励孩子积极运动以刺激足部，促进孩子的足弓肌肉韧带尽快发育完善。等到了10岁，还有4%的孩子有扁平足，这就不属于正常生理情况了。

✳ 别把扁平足当成普通小毛病

扁平足的危害说大很大，说小也很小。除非明显畸形，一般来说，无症状的扁平足不需要治疗。但当扁平足引发足部疼痛、无力、易累的症状，甚至影响站立平衡功能时，就需要及时发现、干预。有症状的扁平足称为"平足症"，其危害主要表现在以下几个方面。

① 足部疲劳。

这是绝大多数扁平足都会有的症状。由于足弓塌陷，足部骨骼位置发生改变，各关节之间异常磨损加重关节退变，肌腱、筋膜过度牵拉，极易引起足部肌肉劳损；足弓塌陷也使跟腱和胫后肌腱产生的力量不能很好地传达到前足，行走较正常人更费力，长时间行走则会疼痛。

② 足部蹬外翻。

扁平足增大了足底筋膜张力，会把蹬趾更牢固地固定在地面上，同时地面也会将相同的反作用力作用到蹬趾上。双脚蹬地助推行走时，还会使足底筋膜拉动蹬趾根部，使蹬趾外旋，最终形成足部蹬外翻（图 3-13）。

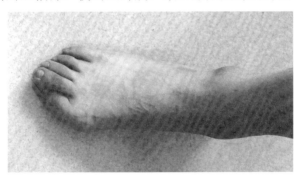

图 3-13 足部蹬外翻

③ 关节磨损。

扁平足患者力线不正，关节之间不在一个正常的吻合角度运转，长期如此会导致关节磨损，加速足踝部多关节退变，不仅导致踝关节内侧疼痛，还会造成步态异常、行走能力下降。

④ 影响身高。

扁平足足弓塌陷，本身就比正常足的情况矮 1 cm 左右。如果出现步态、体态问题，更会影响孩子的相对身高。

⑤ 引发各类继发性疾病。

如果把人比作高楼，双足就是我们的地基。"地基"不牢固，身体其他部位则受到连带影响。扁平足会改变整个身体的力线，进而导致踝、膝、髋及腰背部骨骼位置失准，相关肌肉、韧带、关节面承受了额外的压力和负担。长期处于这种异常状态下，这些部位就会产生疼痛不适，甚至出现各种相关疾病。

✦ 一个方法判断孩子是否扁平足

知道了什么是扁平足，那么判断起来就相对容易了。正常的脚底呈弓形，站立或者走路时足弓和地面有一定的空隙，而扁平足患者因为足弓塌陷，其与地面之间几乎没有空隙。那么，就可以从这一方面观察孩子是否有扁平足。

记录足印的"水迹测试"是判断扁平足最简易的方法（图 3-14）。赤脚，让脚底湿水，在干燥的纸面上踩出脚印。看脚印形状，就可以初步判断孩子有没有扁平足。去医院进一步检查，还可通过 X 线观察孩子整体足部状态。

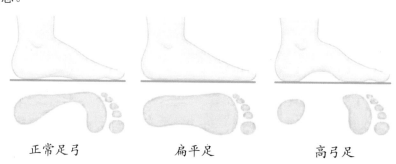

正常足弓　　　　　扁平足　　　　　高弓足

图 3-14　水迹测试方法

✦ 扁平足怎么治疗？严重需手术！

临床中，很多扁平足患者没有明显的症状，有些甚至没有发现自己患有扁平足。这种情况一般只需要保守治疗，比如使用能够把足弓垫高的足弓承托垫、穿着足弓矫形鞋，减少疼痛部位的应力，缓解疼痛。

还有一些训练可锻炼足弓，矫正不良足部状态。

可以让孩子用前脚掌抓地，脚趾适当屈曲用力抓毛巾，每次 15 下，每天做 3～5 组。注意孩子的施力方法，做到足底酸、关节不酸。还可以让孩子经常性地踩筋膜球，从足跟开始，缓慢向脚趾滚压，寻找感觉酸痛的点，然后专门对那个点施加一些压力，每次滚压 1～2 min。

此外，让孩子把足弓向上拱成 C 形，在脚踝稳定的情况下踮脚走路训练，都能够较好地训练足弓。

不过，如果扁平足畸形非常严重，极大影响生活，如行走时疼痛难忍，且保守治疗无效，这时医生通常会建议手术治疗。案例中提到的乐乐，就是进行了手术治疗，行副舟骨切除、距下关节制动术后，疼痛明显缓解，足弓形成良好。

前文说过，扁平足会导致身高矮 1～2 cm。那么，是不是高弓足，会让身高变高？足弓越高越好？想搞清楚这个问题，我们先从一个案例说起。

晨晨妈妈发现孩子的足弓越来越高，脚踝也变得很不灵活，下肢力量明显变弱。妈妈赶紧带孩子去医院检查，磁共振检查后发现是先天性脊柱裂，脊髓栓系综合征，需尽早手术治疗。同时，晨晨足部因出现高弓足而导致双下肢不等长，身体呈倾斜状态，出现了脊柱侧弯。显而易见，足弓过高并非正常情况。

✴ 高弓足常与神经系统病变有关

高弓足（图 3-15），顾名思义，是足弓异常增高。高弓足虽比扁平足少见，但它不仅是足弓增高这么简单，而多是神经系统病变导致。这对孩子的身体健康而言是非常重要的事，不可轻视。

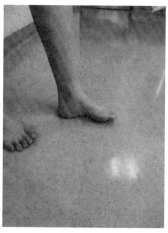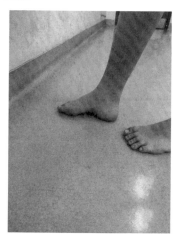

图 3-15　高弓足

外侧纵弓主要负责支撑和重心转移，内侧纵弓则主要负责缓冲和避震。而高弓足的两侧纵弓都绷得很紧，缓冲能力差，同时足弓对重量的支撑集中在脚趾跟或者足跟，重心容易偏移，特别是往外偏。因此，高弓足还时常合并其他一个或多个部位的复合畸形，如爪形趾，前足的旋转、内收，中足的跖屈、背侧骨性隆起，后足的内翻，伴或不伴马蹄足等，还常见足底跖骨头部皮肤有胼胝形成，甚至发生坏死。

那么高弓足形成的原因有哪些？大部分病例是神经肌肉性疾病，致使足弓降低的动力性因素如胫前肌和小腿三头肌肌力减弱，以及足跖侧内在肌挛缩，从而造成足纵弓增高。简单地理解，高弓足是肌力不平衡所致的畸形。

一般来说，高弓足在儿童中较为常见，一般是神经肌肉性疾病导致患儿的前足固定性跖屈，使得患足的足纵弓增高。有些患者还会合并足内翻畸形，使得足弓发育异常，出现高弓足。

对于遗传因素导致的高弓足患者来说，建议在孩子还比较小的时候就开始进行观察和治疗，从而减轻疾病带来的影响。

还有极少数患儿并没有神经肌肉病变的证据，有时会有明确的家族史，偶见原因不明者，可称之为特发性高弓足。

是不是所有高足弓的孩子都属于严重病变？当然也不能这样以偏概全。

长期穿鞋不当，比如穿窄头鞋或较小的鞋子，使脚前部在狭窄的鞋头里遭受挤压，脚不能自由舒展，脚背被迫弓起，时间久了也可能引起足弓过高，或多或少影响孩子的正常生活。

✱ 如何快速判断孩子是否足弓过高？

还记得本章第十节我们学过的"水迹测试"吗？和判断孩子是否存在扁平足一样，让孩子赤脚沾湿足底，在干燥的纸面踩出脚印。家长可以据此观察，如果水迹中的前脚掌和后脚掌基本上是不连续的，甚至前后脚掌断开的距离比较大，则可基本判断属于高弓足。

平时家长也要注意观察，和扁平足一样，高弓足患者也不能长时间行走，足部容易出现疲劳感，而且常会感到酸痛，足踝的活动度下降。孩子也会经常和家长抱怨鞋子挤脚，足弓部位不舒服。对此，孩子一定要穿前围度比较宽敞的鞋子才会稍微舒适一些。

✦ 高弓足的治疗通常比较复杂

若孩子属于轻度高弓足，需要经常进行足底按摩和足部肌力功能训练，同时穿定制的矫形鞋，对内翻和高弓的足部进行力学调节。这类孩子暂时不需要进行手术，但家长需要密切观察孩子的足部情况。

针对严重的高弓足，需要通过手术矫正畸形、平衡肌力，帮助孩子尽可能地获得接近正常的足部形态以适应站立、行走。因为每个高弓足患儿的情况都不一样，畸形差别很大，手术前需要进行详细的检查，制订手术方案。比如，对于畸形程度较轻、关节没有损伤的患儿，一般考虑进行截骨矫形；而对于畸形程度大、关节面受损的患儿，则可以考虑关节融合同时纠正畸形。除了矫正足部形态，还要平衡肌力，修复高弓足原本的下肢肌力不平衡的情况，这往往需要进行软组织手术，比如肌腱松解术、肌腱移位术和肌腱重建术等。

其实，早期的高弓足病情都相对简单。但随着病情的发展，足趾、趾间关节都会出现不同程度的畸形，将严重影响孩子的行走能力，治疗起来也相对复杂。孩子出现体态问题、骨骼关节变形情况，早发现、早治疗、早矫正，对孩子的生长发育影响更小。

前面我们讲了许多不良体态、不良形体习惯带来的隐患，希望各位家长能意识到，身高问题不仅和孩子的生长发育相关，更与肩颈、脊椎、骨盆、膝关节、足部等部位的体态有密切关系。而好的体态形成的关键也不仅仅在于气质的养成，还在于骨骼、关节、肌肉的健康发展。

本节我们来聊点比较轻松的话题：如何通过穿着搭配、拍摄技巧修饰整体身形比例，提高孩子的"相对身高"优势？

首先，我并不赞成让孩子在读书期间"只读圣贤书，不闻窗外事"。和孩子一起掌握基本的穿着搭配、拍摄技巧，也是日常的"美商"教育之一。我们大人偶尔翻看自己儿时的照片，也常常感叹自己小时候有点"杀马特""非主流"。那么，在有条件的情况下，让孩子拥有一个积极美好的童年形象又有何不可呢？

接下来的几点显高小贴士，供各位家长、孩子参考。

⭐ 贴士一：别让松垮的衣服把人"吞没"

孩子的校服以运动服为主，常常比较宽松，遮盖住身体线条，整个人看起来就比较松垮，容易显矮。周末穿着便装的时候，不妨选择一些更合身的衣服：不要过于宽松，让衣服把孩子"吞没"了；也不要过于紧绷，容易放大一些身形缺点，孩子穿着也容易不舒服、不自然。

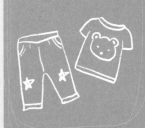

✴ 贴士二：避免身上颜色、元素过多过杂

干净、利落往往能让人看起来更高。颜色过于纷繁杂乱，同样容易把人"淹没"其中，造成"穿搭灾难"。一个最简单、最"顺眼"、最日常的穿搭建议：身上的所有颜色加起来最好不要超过 4 种。背包、鞋子、配饰选择同一色系互相呼应，也会使整体穿着看上去更和谐。

还要避免元素过多的衣服，比如，一件既有大图印花，又有明显拉链，袖口又有各种装饰的外套，穿上身的效果肯定比较混乱，给人感觉不显高。

✴ 贴士三：慎穿有视觉膨胀效果的衣物

具有视觉膨胀效果的衣服款式想要搭配得高挑出众会更加困难一些，比如泡泡袖、纱裙、粗针毛衣、摇粒绒外套等。从颜色来说，亮色的衣物也会比深色衣物更有扩张性，建议偏胖者优先选深色上衣；身形较为瘦小者若想要显高显肩宽，可选鲜艳亮眼的上衣。

条纹元素也常常难倒不少人，稍微穿错就"膨胀"。推荐选择细横条纹，且条纹不过于分散的衣服，或粗竖条纹，且条纹数较少的衣服。条纹衣服的布料也不要太松软无形，也不要太紧身有弹性，这样就能相对显瘦、显高。

✴ 贴士四：善用"穿衣公式"优化身形比例

好的衣服搭配能优化人的身形比例。为了避免身形比例看起来"五五开"，甚至上身长、下身短，最简单的方法是把上衣束进下装，同时穿中腰、高腰的下装，使上下比例"四六分"。或者善用"上窄下宽""上宽下窄"的"穿衣公式"，即上半身如果比较宽松休闲，下半身最好不要太宽松，可以选择稍修身一点的下装；如果选择较修身或短款的上装，就可

以搭配较宽松的下装。

其实，穿着并没有什么固定的"套路"和正确答案。多元化的文化审美给予我们更多对"美"的感悟和参照。穿着也好，搭配也罢，大前提应该是让孩子穿得舒服、自在，而非过度地追求单一的穿着风格，强迫孩子穿不喜欢的衣服。

比如，不要让孩子穿太宽松的衣服，但如果孩子本身就倾向于休闲宽松的穿搭，我们同样能在尊重孩子偏好的前提下，和孩子一起探讨如何通过戴鸭舌帽、选择领口稍大的 T 恤（可突出颈部线条）、选择与运动鞋颜色同色系的工装裤（有效拉长腿部线条、优化上下比例）等方法，使整体穿着和谐又显高。

还有一些能让照片中的孩子自然显高的拍照小贴士。

✦ 贴士一：寻找显高的拍照角度

拍照时，俯拍、平拍都比较难让照片中的人看起来高挑出众。可以这样仰拍：拍摄者与被摄者保持 1.5 ～ 2 m 的距离，然后让手机与被摄者的腰部平齐，手机向内倾斜 15°左右，这样拍照能够更显高一些。构图时还可以将被拍摄者的脚位于取景框底部、头顶上方空出整个取景框 1/3 的空间，也能更加显高。

✦ 贴士二：借助动作姿势拍照更显高

可以通过腿部姿势延伸整体身高，双腿分开或交叉，其中一腿伸直更靠近镜头。自然高举手臂的姿势也能在一定程度上拉长身高。

第四章

儿童常见骨骼疾病与诊治方案

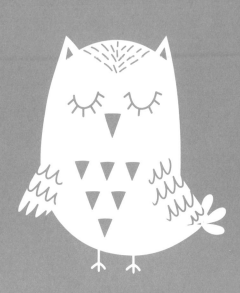

正如姚京辉医生前面所说，有相当一部分骨骼疾病是由不良体态发展而来，严重影响孩子身高和健康，甚至影响孩子的日常生活。因此本章内容和第三章内容的关联性很强，家长可以前后对照、反复学习，深刻认识不良体态的危害，趁早纠正。本章还有一些先天性骨骼疾病的情况，同样遵循早发现、早干预的原则，尽可能减少对孩子体格发育的影响。章节中一些初判疾病、家庭训练的方法，值得家长学习借鉴。

本章内容为科普知识，不能代替疾病诊断，如遇到问题，请通过专业平台联系我或当地医院就诊，尽可能避免漏诊、误诊。

姚京辉医生线上医疗咨询、线上预约门诊挂号通道，请扫码。

孩子经常喊腿疼，甚至疼得晚上睡不着。一旦出现这种情况，哪个家长不心惊肉跳！别慌，绝大多数情况下，孩子只是生长痛，属于正常生理现象，不必过于担心。

什么是生长痛？

生长痛是一种正常的生理性疼痛。这种正常的生理性疼痛主要发生于 3 ～ 11 岁儿童，6 ～ 7 岁儿童较为多见。其痛点常常在孩子膝关节周围或小腿前侧肌肉，一般为肌肉酸痛，常见两条腿一起痛，但也有一会儿左腿痛，一会儿右腿痛的情况发生。生长痛不影响孩子正常活动，绝大多数孩子白天跑跳的时候不痛，等到夜晚平静时才开始痛，一般痛几分钟，等缓解了过段时间可能又会出现，而且绝大多数疼痛仅为隐隐作痛，极少数才会有强烈痛感。

之所以会出现生长痛，原因在于孩子肢体骨骼发育速度比肌肉及神经血管更快，生长时会引起相关组织的牵拉，引起疼痛感。

每年因为生长痛而带孩子来就医的家长有很多。其实，家长如果能懂得"腿疼"症状的初诊小技巧，不仅避免了过度担心，还可以及时排查出一些除生长痛之外的疾病，并尽早治疗。

孩子喊腿疼时，建议家长这样初判！

情况一

膝关节周围或小腿前侧肌肉软组织酸痛，没有外伤史，局部组织无红肿、压痛，活动正常不受太大影响。

初判结果：基本上属于生长痛。此时最关键的是缓解疼痛，对疼痛部位进行热敷和按摩，这样能够加速局部血液循环，促进身体快速长高，也能促进肌肉血管神经的生长而缓解疼痛。夜晚睡前还可通过做游戏或者讲故事来转移孩子的注意力。

如果剧烈疼痛难以忍受，且排除其他疾病，可以遵医嘱使用口服止痛药。

情况二

常见的发病部位有髋部、腹股沟、大腿、膝关节等，一般为单侧疼痛，且突然出现跛行。可能会出现关节肿胀，且往往在长时间运动（登山、长跑等）或摔倒、扭伤后出现。

初判结果：不排除患急性滑膜炎的可能。儿童患急性滑膜炎往往与过量运动有关，最好就医治疗。不过，这是一种良性自限性疾病，家长不必太担心。让孩子多休息，一般 2 ~ 3 天后疼痛就会缓解，关节处也能逐渐消肿。

情况三

患流感等疾病，出现发热、呼吸道感染症状之后，出现小腿疼痛，最常见于小腿肚疼（小腿腓肠肌、比目鱼肌群疼痛）。

初判结果：多见于病毒性肌炎等情况，它往往与病毒感染引发的免疫反应造成的肌肉损伤有关，也可能是病毒直接侵袭肌肉组织。这个疾病可大可小，轻者 3 天左右自行缓解，严重者甚至出现横纹肌溶解，表现为肌肉痛、无力、茶色尿、发热、恶心等，需及时就医，由专业医生评估并治疗。

情况四

夜间疼痛明显，区别于生长痛的肌肉痛，以骨头疼痛为主，疼痛部位固定，疼痛处可摸出肿块。局部疼痛，随时间推移逐渐加重，出现肿胀、肿块，肿块表面局部皮肤可呈现红、肿、热、痛，伴有静脉怒张。

初判结果：不排除骨肿瘤的可能，须尽快就医。此类疾病在儿童中常见，一旦延误治疗，肿瘤很可能发生转移甚至危及生命。

我曾遇见过一个医案：小患者鑫鑫刚开始总是大腿疼痛，初始是晚上痛，慢慢地进展到白天也痛。家长误以为是生长痛而没有太在意，之后痛感加剧，运动时疼痛明显加重，局部可摸到一个硬硬的包块。但直到孩子疼到走不了路了，家长才带孩子就医，最终诊断出股骨恶性肿瘤——骨肉瘤，需要面临手术甚至有截肢的可能，再晚一点来就可能危及生命了。

专门说这个医案也是希望各位家长引以为鉴，当孩子的身体出现疼痛时，学会及时发现"危险信号"，尽早就医，尽可能减少疾病对孩子的伤害。

情况五

腿疼位置不固定，并同时伴有发热、贫血、鼻出血、牙龈出血等症状。

初判结果：不排除白血病的可能，须尽快带孩子就医。

情况六

有外伤史，疼痛位置固定，为外伤骨骼处。

初判结果：大概率与骨折、骨裂相关。

总的来说，家长需要学会识别这些较特殊的腿疼"危险信号"，出现以下情况应尽早就医，由专业的医生诊断病况：

① 疼痛部位出现肿胀包块，按压局部疼痛加重。

② 局部皮肤温度明显比别的区域高，局部颜色有变化等异常情况。

③ 疼痛逐渐加重，按摩和热敷不能缓解。

④ 同时出现发热等其他症状。

⑤ 其他特殊体征。

正常情况下，人的双腿长度不会完全相等，长短差距在 4 mm 以内，人体也会通过代偿保持直立行走平衡，一般不会察觉出明显差异。但有一些异常情况，会导致孩子的双腿长度存在明显差异。孩子的长短腿问题，往往会吓到不少家长。

"以前从来没发现过类似问题，最近才发现孩子走路歪斜严重，站姿也是歪的，体检结果让我们关注孩子是否存在长短腿问题。孩子以后不会变跛子吧？"某天，嘉嘉妈妈忧心忡忡地带嘉嘉来就诊。在做系统检查前，我也给嘉嘉妈妈普及了长短腿的自查方法（图 4-1）：

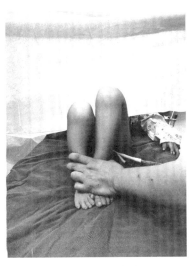

图 4-1　长短腿自查方法

首先让孩子平躺在床上，双腿并拢，观察双足跟是否平齐，然后同姿势双腿屈膝并拢，两脚掌踩平靠拢，观察两膝盖是否齐平。如果发现异常，最好去医院进行更专业、更精准的测量，确定是否需要治疗。

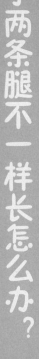
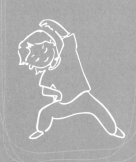

造成孩子双腿不等长（图 4-2）的原因有很多，可能是先天性的，而家长过去未曾发现；也可能是获得性的，即孩子生长发育过程中因为受伤、感染、患肿瘤等导致。发现孩子有双腿不对称、长短不一的情况，一定要带孩子就医检查，长短腿的病因都比较复杂，但基本上早发现、早干预，治疗效果更好，孩子受到的伤害也更少。

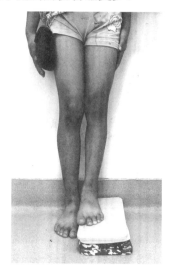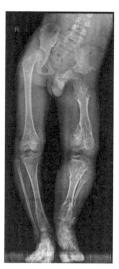

图 4-2　长短腿病例（左）与长短腿 X 线片（右）

✦ 大多数孩子都是功能性长短腿

功能性长短腿也叫假性长短腿，即双腿长度相近，差距小于 4 mm，却因为种种原因在视觉上出现了明显的长短差异。比如，我们在第三章中介绍的脊柱侧弯，就容易出现功能性长短腿的问题。

双侧腰背肌肉力量不均匀、不对称，肌肉牵拉失衡，就会发生骨盆倾斜问题。当骨盆向一侧歪斜，身体重力也会随之失衡，双侧肌肉力量进一步变得不均衡，骨盆一高一低，一侧肩部下沉、骨盆倾斜、膝盖内旋，就容易出现功能性长短腿。

我们可以尝试歪斜地站立，一侧肩部下沉、骨盆倾斜、膝盖内旋，很明显就能感觉到本来一样长的两条腿出现长度差距，不能对称地并拢站直。这其实也在告诫家长，这些体态问题往往牵一发而动全身，通常都是好几个问题互相关联，集中出现在孩子身上。所以，日常生活中别放过任何一个体态小毛病、坏习惯。

功能性长短腿一般都有康复训练方法，可以在专业医师的指导下进行有针对性的训练，比如保持骨盆水平位、改善跛步态等。孩子尚处于生长发育期，尽早训练，也能帮助孩子身体尽早恢复正常发育。

但不建议家长不经医生诊断指导自行给孩子矫正。未经确诊病因而只矫正腿部长短，是病急乱投医，耽误了真正的疾病治疗，甚至让孩子的病情加重。还有一些绑腿、夹腿的"民间方法"，非但无效，还会耽误给孩子治疗的最佳时期。

✦ 结构性长短腿的成因与治疗方案

还有一种长短腿情况属于结构性长短腿。与功能性长短腿不一样，结构性长短腿的双腿长度有明显的差异。给大家说个医案：

琪琪患有单侧肢体肥大症，明显一条腿粗一条腿细。小的时候还没有发现长短有差异，但当琪琪到了 7 岁时，双腿出现了 4 cm 的长度差距，而且随着年龄的增加，双腿的长度差距还在不停地增加。与此同时，琪琪出现了高低肩、脊柱侧弯、骨盆倾斜等异常姿态，走路时跛行明显。这种疾病的发病原因可能包括内分泌异常、血管异常、淋巴异常、神经障碍、胚胎发育异常以及其他遗传因素等。

除了予以针对性的综合治疗，对于长短腿问题，常见以下几种治疗方案。

如双腿长度差距小于 1 cm，通常密切观察即可，不做任何特别处理，每 2 个月检查一下双腿长度，每半年前往医院拍摄双下肢站立位全长 X 线片；如果双腿长度差距为 1 ～ 4 cm，需采用单侧放置增高鞋垫或者增高鞋的方法平衡身体，防止脊柱侧弯、骨盆倾斜等情况出现。由于孩子正处于生长发育阶段，增高鞋垫的高度很可能也会不断变化，需要每 4 ～ 6 个月进行 1 次诊察测量，更换增高鞋垫或增高鞋；如果双腿长度差距超过 4 cm，则需要根据年龄和长度变化速度决定是否进行截骨延长手术治疗了。

还有一种常见情况是，小宝宝一出生就存在臀纹不对称、双腿不对称。这需要家长们提高警惕，尽早就医。其具体的原因和矫正、治疗方法，将在本章第三节介绍。

露露父母都在外地打工，已经多年没有回家了。过年时父母一起回家看望孩子，却发现露露走路时明显一瘸一拐，一条腿长一条腿短，于是赶紧带来我门诊面诊检查。

拍片显示，孩子髋关节脱位，属于发育性髋关节发育不良，这种疾病在1岁前保守治疗效果最好。露露今年已经3岁了，再选择保守治疗效果不佳，必须尽快进行髋关节截骨手术，还有望让孩子完全恢复行走功能，恢复正常的髋关节状态。

家长很快为露露办理了住院手续。幸运的是，手术进行得十分顺利。3个月后，露露已经能够下地练习走路了。一年后复查，露露双腿灵活，行动完全正常，和我说话时脸上的笑容像鲜花一样，令我十分动容。这是我印象非常深刻的看诊经历。

露露曾经罹患的发育性髋关节发育不良，这是一类早发现、早治疗，治疗效果才好的疾病。露露拖到3岁多才确诊，其实是非常不应该的，但这种晚发现的现象在边远山区以及父母不在身边的孩子身上比较常见。家长对此应负有一定责任，不过也和新生儿相关疾病筛查没有普及到位有关。

✦ 什么是发育性髋关节发育不良？

发育性髋关节发育不良是一类影响髋关节的疾病。当骨盆与股骨连接处不匹配，就会导致髋关节发育异常，还会影响髋关节周围的肌肉、韧带等软组织发育，最终造成整个髋关节的功能障碍。

✦ 如何尽早发现发育性髋关节发育不良的发病信号？

发育性髋关节发育不良有先天形成的，也有在后天发育过程中逐渐形成的。我建议所有新生儿家长都在宝宝出生6周后进行新生儿髋关节临床筛查（图4-3）。有的家长对此比较轻视，觉得这项筛查是"骗钱的手段"。而事实上，这类疾病的治疗特点是越早治疗，治疗方法越简单，花费越低，治疗效果越好。因此家长们一定要重视起来。

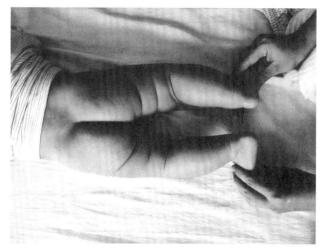

图4-3　新生儿髋关节筛查方法之一：观察臀纹是否对称

对于以下高危婴幼儿，我建议对该疾病进行超声检查：

① 胎儿期羊水过少。
② 臀位产儿。
③ 阳性家族史。
④ 伴有斜颈及跖内收的患儿。
⑤ 临床体格检查阳性的婴儿。

对于3月龄以上的婴儿宝宝，建议家长时不时观察宝宝趴时臀部、大腿左右两侧的皮纹是否——对称。如果不对称的话，一定要尽快就医。这很可能就是发育性髋关节发育不良的表现，严重且尚未得到及时治疗者，致残率很高！

学步期的婴幼儿也需要家长万分留意孩子是否突然出现跛行、摇摆步态、髋关节疼痛等需要尽快就医的情况。

✦ 常见的发育性髋关节发育不良治疗方案

首先需要说明的是，1.5月龄以下的新生儿如果出现髋关节脱位的情况，或在新生儿筛查时出现阳性体征，家长先不要着急。新生儿的正常的髋关节本身就容易松弛，随着宝宝的生长发育，髋关节的松弛有可能得到改善，这段时间需要家长持续观察，遵医嘱复诊检查。

如果是1.5月龄以上的宝宝发现存在髋关节发育不良的问题，则需要通过辅助支具实现髋关节中心复位，且均需要在医生的指导下进行佩戴。具体的佩戴时段、随访时间需要小儿骨科医师根据患儿的严重程度进行评估制订。

值得庆幸的是，在6月龄之前通过辅助支具等正规治疗的宝宝中，95%可实现髋关节中心复位，并维持至最终发育成正常的髋关节。

对于6～18个月大、单纯髋臼发育不良或半脱位的宝宝来说，可选择佩戴外展支具治疗。但如果检查发现髋关节脱位，应首选闭合复位或人类位石膏固定，其目的是维持髋关节的脱臼中心复位，预防股骨头坏死。

孩子年龄如果超过18个月，骨骼变形将更为严重，手法复位失败率大或者易导致股骨头坏死。因此对这类孩子大多数会采取手术治疗，例如内收肌肌腱切断术、髂腰肌松解术、关节囊紧缩成形术、股骨短缩和去旋转截骨术、髋臼截骨术等。

影视作品中，常常出现"六指天才""六指琴魔"这样的角色。"六指"看似稀奇，其实这是临床上最常见的先天性畸形之一，每500～1 000个婴儿中，就有一个在出生时患有这种疾病。

出于健康与美观等原因考虑，很多孩子在小时候就接受了手术治疗，所以我们日常极少见到多指患者。但如果孩子存在多指畸形，也并不是"一切了事"，术前检查、最佳手术期、术后恢复等相关信息，需要家长了解和把握。

✦ 为什么孩子出生会长出多余指头？

多指畸形，顾名思义，就是指婴儿长出正常指以外的多余指，多见于拇指的外侧和小指的内外侧，极少数会长在除拇指和小指以外的手指旁（图4-4）。单手发病多见，但双手甚至四肢出现的亦不少见。我国孩子多指畸形常见情况为多出一根拇指。多余的手指通常看起来很小，而且发育异常，有的异常指里面没有骨头，有的发育出骨头，但没有关节。当然，也有少数看似发育完好、功能正常的。即使如此，几乎所有患儿家属都会选择切除多余指。

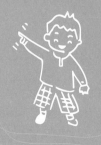

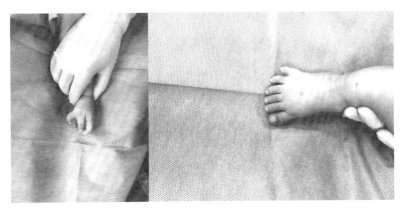

图 4-4　常见多指畸形部位

多指畸形的形成受遗传因素和环境因素的双重作用。有些父母有多指的，孩子也可能会出现。再如某些致畸药物、病毒性感染、工业污染、放射性物质等，都可成为致畸因素。这些因素导致肢芽胚基分化早期受到损害，是多指畸形形成的重要原因——顶端外胚层脊的发育异常，拇指侧顶向近位延长及其退缩、迟缓。

✦ 发现宝宝多指畸形，就要马上手术吗？

先天性多指畸形的手术治疗时机，需要根据指骨与关节的生长情况决定。我们可以从外观诊断多指畸形，但其具体类型是什么，多余指头的手指骨骼、关节生长情况怎么样，都需要通过进一步拍片检查确定，这样医生才能更好地制订治疗方案。

举一个我门诊的例子：

美美出生时发现拇指手指远端出现形状如"蟹钳"一样的两根手指，这是典型的蟹型多指畸形。排除三节拇指和肥厚性骨骺的情况后，我在孩子 8 月龄时进行多指切除，并行手指偏斜矫形术加以改善，术后得到一根具有良好的外观和可以弯曲活动的拇指。

对于类似的简单多指类型，8 月龄左右就可以手术切除。甚至，如果多余的小指只通过一个小的皮桥连接到手的其余部分，医生仅需要夹住或绑住其相连处，多余的指头会在大约两周的时间内萎缩和脱落——注意这个方法需要医生操作，家长不得自行处理。

但对于复杂骨骼类型的多指畸形，通常需要等到孩子 1 岁半之后才进行手术切除，复杂情况甚至需要多次手术。这个年龄段进行手术的优势在于，手明显增大，便于手术施行，且此时孩子发育出更多精细动作，方便医生进行术前评估。大多数接受多指畸形治疗的患者可以完全恢复手部功能并改善手部外观。

不过，通常不建议等孩子超过 5 岁再进行手术，恢复的效果可能会不理想，且孩子的心理也可能因此受影响。

✦ 多余指切了就完事？没那么简单

手术治疗后，家长还需要多次带孩子就医复诊，这么做是为了确保手部的功能恢复，检查是否需要额外手术以进一步改善手的功能或外观。

而且，手术后需要对孩子的手部功能进行训练。通常来说，手术后 4 周左右就可以在医生的指导下进行关节活动度的检查和训练；手术后 8 周左右，在恢复良好的情况下，孩子就可以开始对手进行活动度和力量加强训练。

我常常推荐手术后的孩子进行一段时间的抓物训练，比如捏豆子、拼积木等，一般来说，需要经过一定时间的训练，孩子才能如常地使用手指。

少数情况下，手指畸形还有复发偏斜的可能，所以家长需带有此趋势的孩子每年就诊一次，直到骨骼发育成熟。

仅次于多指的手指发育畸形：并指

并指畸形（图4-5）是指两根或多根指头生长在一起的先天畸形，可能发生在手或脚部，分为指端并指、指间并指、全部并指等多种类型，绝大多数并指畸形的孩子为双侧性并指。这种疾病是仅次于多指畸形的常见手部先天性畸形，发生率为0.33‰～0.5‰。与多指畸形类似，并指畸形通常需要手术治疗，手术的具体方案、时机由并指畸形的类型、程度等具体情况而定。如果妨碍发育，尤其是出现一个手指弯曲偏斜，应尽早到儿童骨科门诊就诊。

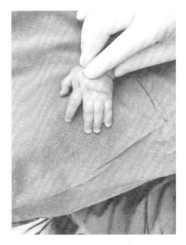

图4-5 并指畸形

穿衣自理、学习玩耍，均需要用到灵活的双手。抓、捏、拍、拧、撕……这些看似简单的手部精细运动，帮助我们完成了日常生活中的许多行为。我们在第二章中也学到了婴幼儿精细动作的阶段性发育与锻炼建议。

如果说，有的孩子天生精细动作有障碍，前臂没有旋转功能，你能相信吗？

花花有一头长长的头发，每次去幼儿园之前，妈妈都会给她编好漂亮精致的辫子。随着花花逐渐长大，幼儿园的老师开始教女孩们自己扎辫子。这时，花花发现自己无法像其他孩子那样碰到自己的头发，手臂无法旋转、手掌无法朝上。老师对花花的家长说，必须尽快带孩子去医院看看。

其实，早在此之前，花花的家长就留意到花花的胳膊不灵活，吃饭、端碗、穿衣时动作慢、不灵活，自理能力较差，很多事情都需要家长包办。最终，花花经过查体和 X 线检查等，确诊为先天性上尺桡关节融合。这是怎么回事呢？

★ 无法上翻手掌的"小毛病"，大大影响日常生活！

先天性上尺桡关节融合（图4-6）是一种尺、桡骨近端存在先天性骨性或软骨性连接的罕见上肢畸形。由于尺、桡骨近端存在融合，患者前臂固定于某一角度，造成旋转功能明显受限。还有部分患儿存在肘关节伸直欠佳的情况，但腕和肩关节的活动通常是正常的。这种疾病多为散发，少部分为遗传导致。其发病率约为 0.2‰，是一种少见的先天畸形。

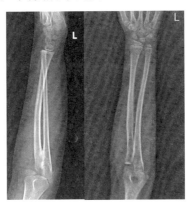

图 4-6　上尺桡关节融合异常 X 线片（左）与正常 X 线片（右）

正常情况下，胎儿在大约第 5 周的时候，其上肢的部分软骨支分化成为尺骨和桡骨。如果在此过程中，软骨支未能完全分离，或尺桡骨发生骨性连接，就会形成先天上尺桡关节融合。

一般来说，家长们很难发现孩子存在这种疾病，这是因为他们主动活动较少，很多精细动作尚未发育。等孩子自主活动逐渐多了，先天性上尺桡关节融合的患儿和同龄健康孩子的差距就明显了。他们往往存在抓取、持物、吃饭、伸开手掌接受物品等动作障碍，这才最终得以确诊。

✦ 3 种先天性上尺桡关节融合分型，有一种容易被漏诊

先天性上尺桡骨融合常有 3 种分型：

1 型为真性尺桡骨融合，尺桡骨上端紧密连接在一起，其融合是真正的骨性融合，桡骨头可能与尺骨融合或完全缺如。桡骨干轻度向前弯曲，比尺骨粗长。

2 型为桡骨小头后脱位与尺骨近端融合。

3 型为纤维连接型，这是一种容易被漏诊的分型，桡骨和尺骨从远端到近端被一短且厚的骨间韧带连接，或桡骨由一厚的骨间膜固定在尺骨上，此型患儿旋前和旋后功能完全丧失，但由于尺桡骨之间有纤维连接，所以 X 线检查通常无明显异常，容易漏诊。还有一些小朋友通过肩部外旋、肘屈曲内收、手腕旋转等方式部分代偿前臂旋后功能，导致发现存在一定困难。

✦ 先天性上尺桡关节融合一定要手术治疗吗？

孩子被确诊为先天性上尺桡关节融合，具体的治疗方案得根据旋转角度和严重程度而定。如果孩子的肩、腕关节活动能够很好地代偿前臂旋前或旋后畸形，对日常生活无明显影响，比如可以自如地端碗、拿筷子、擦屁股、握笔、穿鞋子、扎头发、洗脸、使用电脑及鼠标等，则不需要进行手术。

但是，如果患儿的前臂过度旋前导致部分常用功能出现障碍，往往需要采取手术治疗调整前臂旋转角度，以达到让上肢满足日常生活需要的目的。

一般来说，最佳的手术年龄为 3～6 岁，宜早不宜迟。具体手术方案常用的是尺桡骨近端旋转截骨术，手术系微创，伤口仅 2 cm，调整前臂使之处于功能位，以满足绝大部分前臂日常功能。恢复期为 2～3 个月。还有一些旋转重建手术可以选择，但各种手术方式均有相应优缺点，需要面诊后确定。

前面医案中花花的矫形手术十分顺利，术后花花的前臂旋转功能得到明显改善，最近花花来复查，不仅可以完全独立梳头、扎辫子、端碗、拿筷子，写字都不再受影响了！

小明今年 3 岁，比同龄孩子矮一大截，体格上也有一些说不上来的差距，但语言、智力发育一切正常。"该不会有什么矮小病吧！"带着这样的担忧，小明的家长带他去医院检查。体格检查发现小明四肢短小、鸡胸、头围大于同龄人（巨型颅）、腰椎前凸、腹部和臀部轻微隆起。医生建议进一步进行影像学检查和基因检测。最终的结果显示：小明患有由基因突变引起的罕见病——软骨发育不全，俗称"侏儒症"。

这一结果对小明的家人来说是巨大的打击——自己的孩子将永远异于常人，身高矮小、体格特殊。

走近罕见病，消除歧视，需要了解软骨发育不全及其预防，以及确诊后的治疗方案，下面让我们一起来学习。

✦ 身高被"判死刑"的罕见病：软骨发育不全

软骨发育不全是一种遗传性骨骼发育异常的疾病，又称胎儿型软骨营养障碍、软骨营养障碍性侏儒等，发病率在 0.04‰左右，是一种常染色体显性遗传病。有超过 80% 的患者父母身高正常，但只要父母双方有一人带有致病基因，孩子就有 50% 的概率患病。虽是罕见病，但也属于人类最常见的、不成比例的矮小类型，亟待大众关注，给予更多社会支持。

绝大多数软骨发育不全患者在婴儿早期就能被诊断，其主要表现和上述医案中的小明一样，如发育迟

第六节

软骨发育不全，一种导致矮小的罕见病

缓、体格异常等。这种疾病主要影响长骨骼，尤其是手臂和腿部的长骨骼，临床表现为特殊类型的侏儒——短肢型侏儒。但是，极个别情况下，比如早产新生儿中，相关特征会没那么明显，临床诊断存在一些困难。

软骨发育不全的患儿，常见临床特征为四肢粗短、躯干细长（图4-7）、运动发育落后，但智力发育一般正常。还有一些明显的临床表现，如额部隆起、巨型颅、低鼻梁、面中部发育不全、弓形腿、四肢近端缩短、短指畸形（呈"三叉戟"样）等。

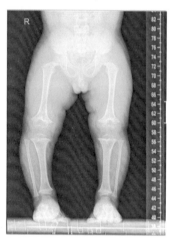

图 4-7　软骨发育不全 X 线片

如果不进行临床干预，男孩可能最终身高在 131 cm±5.6 cm，女孩可能仅有 124 cm±5.9 cm，还可能出现如脑积水、脑干受压、复发性中耳炎、卜肢瘫痪等一系列并发症。

✦ 通过 DNA 检查，发现软骨发育不全

胎儿母亲产前可通过 DNA 检查发现并确诊。如果父母双方都有突变基因，孩子则必定患病；如果父母双方只有一人带突变基因，孩子则有一半的概率得这种疾病——对于高风险孕妇，需要取胎儿 DNA 样本进行基

因检测，孕早期可进行绒毛穿刺，孕中期可进行羊水穿刺。

还可以通过胎儿超声形态学针对软骨发育不全进行诊断。正常胎儿下肢长度与躯干长度的比例大概是 0.9 : 1，如果胎儿软骨发育不全，下肢长度与躯干长度的比例约为 0.5 : 1，即下肢长度是躯干长度的一半。

✦ 目前对软骨发育不全的治疗方案

很遗憾的是，到目前为止还没有治疗方案能消除软骨发育不全对生长的影响。

针对身高问题，可以给患儿注射生长激素促进身高增长，但随着治疗时间的延长，效果会逐渐减弱。除此之外，还可以进行肢体的骨延长术以大幅度增加身高。临床曾有患儿接受股骨、胫腓骨延长手术，实施过程复杂且漫长而艰难，因此我不建议患儿家长轻易选择延长手术，手术还会存在骨骼延迟愈合或不愈合的可能性，给患儿带来严重的身心痛苦。

此类患儿常见的并发症有 O 形腿或者不规则腿形，需要定期前往儿童骨科就诊，生长发育期可以通过"8"字钢板进行生长调节手术改善力线，一旦成年，就需要进行截骨手术矫正了。

除此之外，对于相关疾病病症，临床通常施以有针对性的治疗，比如针对胸、腰椎后凸畸形，需佩戴胸腰骶支具；下肢成角畸形及膝内翻严重者，需要进行胫骨截骨术等。

有些宝宝出生时一侧或双侧脚呈"7"字形，医学术语称之为跖屈内翻和内收畸形、弓形足畸形，就是我们常听说的"马蹄足"，也称马蹄内翻足畸形。

先天性马蹄内翻足（图4-8）是新生儿中常见的先天性足踝部畸形之一，发病率约1%。这种足部畸形疾病由足下垂、内翻、内收三个主要畸形综合而成，患者站立时足尖着地、足跟悬空，像马蹄一样，走路的时候经常足尖先着地而后足跟着地，踢地而行。观察足部外观，可以看到前部跖屈明显，常合并凹足、跟腱短缩、足完全不能背屈等情况。

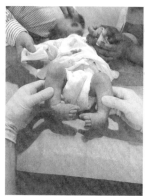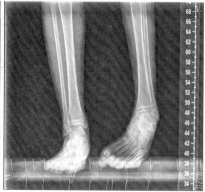

图4-8　先天性马蹄内翻足病例（左）与先天性马蹄内翻足X线片（右，为大龄病患，较少见）

先天性马蹄内翻足往往单侧畸形的发病率大于双侧发病。也有研究表明，男孩更容易患马蹄足，男女发病率约为2∶1。当然，马蹄足的出现除了先天性畸形，还可能是脊柱裂、脊髓灰质炎、下肢痉挛性瘫痪、多发性神经炎等疾病导致，需要专家会诊检查后确诊。

本节我们重点讲述先天性畸形引起的马蹄足的相关知识。

★ 马蹄足危害大，早治疗是关键

先天性马蹄足是一种危害比较大的足踝畸形疾病。其病因不是非常明确。它可能影响下肢骨骼及骨盆，进而影响患者身体的正常发育及身高。部分学者认为该疾病与神经肌肉病遗传、骨骼发育等因素有关，也不排除与孕妇在孕期吸烟、初次妊娠、过量饮酒及喝咖啡等其他因素有关。

从功能上来说，因为患者是脚尖着地，脚跟部位悬空，这就造成了严重的走路困难，会经常摔跤。这种情况下，快走都成了奢望，更不要说进行运动，严重影响了日常生活。如果进一步发展，还可能导致骨骼骨盆的变化，影响患者身体的正常发育。

此外，因为走路姿势异常，患儿也会背负沉重的心理负担，时常感觉自己不像"正常人"，走在路上常常害怕别人异样的目光。要知道，心理伤害与身体伤害同样痛苦。

马蹄足虽危害比较大，听起来也很可怕，但家长也不必惊慌。最重要的是一定要尽早地进行治疗矫正。如果患马蹄足的孩子在其他方面正常，只要能够及时得到专业的儿童骨科诊治，孩子的脚就会重新获得走路、跑步甚至打球的正常功能。

★ 坚持治疗，97% 以上患儿可以治愈

治疗马蹄足，原则上是早确诊、早治疗，疗效才会好。一般情况下，宝宝出生 7 天以上，体重大于 2.5 kg，就可以进行治疗了。有一个医案可以证实：

有一名宝妈抱着 6 个月大的宝宝前来就诊，小宝宝患有双侧马蹄内翻足。此前，这位宝妈也在当地诊所看诊过，却被告知要宝宝 1 岁时才能进

行治疗。这位妈妈没办法，煎熬地等待孩子满 1 岁，每天看着宝宝畸形的脚掌唉声叹气。

有一天，这位宝妈得知这种情况其实在孩子出生 7 天后就可以进行治疗。她欣喜若狂，很快就带着宝宝来我的门诊进行诊治。我给孩子进行了 6 次石膏固定并进行了微创跟腱松解术，孩子恢复得非常好，1 岁时也顺利学会了走路（图 4-9）。

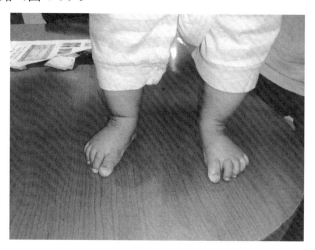

图 4-9　先天性马蹄足治疗康复

马蹄内翻足的治疗多采用"潘赛提石膏法 + 跟腱延长松解"的方式。这一方法治疗简单，花费小，而且治疗效果好。医案中说到一共进行了 6 次石膏固定，是因为可以通过石膏矫正足部，达到足部外展外旋 60°～ 70°的效果后，再进行跟腱松解手术（部分轻度的可以不需要手术）。术后继续用石膏固定 3 周，然后拆除石膏，开始佩戴矫形支具（图 4-10）。前 3 个月每天佩戴大约 23 h，同时每天用特定手法按摩 3 ～ 5次，每 3 个月复查一次。

需要注意的是，矫形支具一般要佩戴 3 ～ 6 年，不遵医嘱佩戴的孩子有一定复发率。定期到医院复查也很关键，以避免过度矫正。坚持以上方法，97% 以上患儿可以治愈！

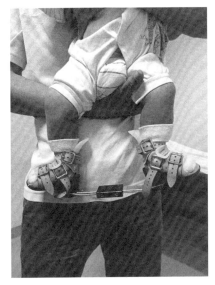

图 4-10　临床常见的马蹄足矫形支具

可以看出，通过矫正的马蹄足患儿可以拥有完全正常的脚。只有很少一部分单侧发病的孩子存在比正常足略小、小腿肌肉也可能略有缩小的情况，大多数坚持康复锻炼，腿部功能可恢复至与常人无异，足部功能也可恢复正常。

"你这个人，怎么胳膊肘往外拐呀！"我们常听说这句话。但你也许没想到，有些小朋友胳膊肘往外拐，又或者胳膊肘往里翻，这可不是他们的本意，实属意外。幸运的是，来我这里面诊的肘内翻、肘外翻畸形的孩子们，很多在手术后都能恢复正常。

为了让家长们更好地了解什么是肘内翻、肘外翻，现在我们将肘关节自然伸直，同时手掌心向前。正常情况下，前臂轴线与上臂轴线并不在一条直线上，二者形成的角度在医学上被称为肘关节提携角，男性的肘关节提携角一般为 5°～10°，女性的一般为 10°～15°。

不正常的情况会是怎么样呢？如果发现孩子的肘关节提携角小于 0°，则为肘内翻畸形（图 4-11）；相反，孩子的肘关节提携角大于 20°，则为肘外翻畸形。

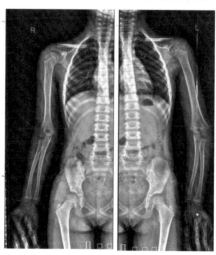

图 4-11　正常情况 X 线片（左）与肘内翻畸形 X 线片（右）

✴ 一朝摔骨折，肘关节就歪了！

肘内翻畸形（图4-12）和肘外翻畸形的发生原因很类似，孩子小时候调皮捣蛋，意外摔断了胳膊，骨头长好之后，胳膊肘却歪了。

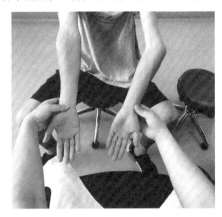

图 4-12 肘内翻畸形

小杰的胳膊肘就是这样歪的！小时候，小杰去乡下爷爷家玩，爬树的时候一不小心从树上掉了下来，小杰下意识用双手撑在了身后，当时只感觉胳膊肘很痛，去诊所包扎固定、处理外伤后，家人也并没有太在意胳膊肘的问题。几个月之后，小杰的胳膊肘不再疼痛，但却越来越歪。

肘关节损伤、肱骨远端骨折是肘内翻、肘外翻畸形的常见病因。当肘关节损伤后，由于疏于照料，未能及时复位或复位不良，最终导致胳膊肘畸形。大多数轻度肘内翻畸形患者除肘关节畸形外没有其他明显症状，容易被忽视，而这些孩子到了中年很容易出现肘关节过早磨损、肘管综合征等问题，严重影响日常生活。

✴ 肘部畸形的危害，严重者手功能受损

孩子如果有手肘部损伤史，一定要格外关注之后是否有发展成肘内翻、肘外翻的倾向。这种肘部畸形如果不及时治疗，有一定概率出现并发

症，比如不同程度的肘关节力量不足、疼痛、活动后弹响等，有的孩子肘部畸形后无法提重物，甚至会随着年龄的增长，肘关节不稳定，还会出现骨性关节炎、手部麻木、放射性疼痛等症状。

如果出现继发性尺神经麻痹，患者的手部功能会进一步受损，无法完成较为精细的手部动作。很多成年人因为手麻而需要通过手术矫正肘部畸形，而究其原因，竟是几十年前的某次摔伤！

✦ 肘外翻、肘内翻的治疗方案

"医生医生，我家孩子肘外翻，需要手术治疗吗？"我通常会观察孩子是否存在肘关节功能障碍，平时是否会经常胳膊疼等。如果目前肘关节提携角度改变不严重，孩子又没有明显不良症状，生活如常，我通常会让家长继续观察，并定期复查。

肘内翻畸形、肘外翻畸形有时会随着年龄增长而逐渐出现不适症状。肘内翻多见于肱骨髁上骨折畸形愈合或者发育异常。肘外翻的情况则较为复杂，发病原因也多样化，如肱骨髁上骨折畸形愈合、桡骨头脱位、桡骨发育不良等，治疗方案需要到门诊面诊，根据病因进行规划。到底哪些情况需要手术矫正呢？

① 肘内翻、肘外翻双侧差异角度大于 20°，且畸形稳定在半年以上。

② 关节疼痛和无力症状明显，并影响肘关节功能。

③ 伴有创伤性关节炎或是迟发性尺神经炎，如已引起功能障碍，并影响日常生活。

✦ 预防肘部畸形，从孩子摔跤后的体查开始

我想提醒各位家长，这两种畸形之所以多发于青少年儿童，正因为肱骨远端骨折是儿童骨折中最常见的情况。但在我们门诊有很多这样的孩

子，骨折外伤后家长们因害怕手术而拒绝拍片和标准治疗，选择敷中药等民间手法复位（畸形率远高于标准治疗方案），还有一些孩子因害怕父母责骂而选择忍痛隐瞒，直到出现严重肘内翻甚至患上继发性肘部尺神经炎，疼痛难忍时才来找医生就诊。

孩子如果弄伤胳膊，家长一定不要大意，哪怕孩子没有明显伤口，也要通过以下几个方面去观察孩子是否伤及骨骼、关节：

①看孩子身体上有没有明显肿胀或畸形的部位（可以和正常未受伤侧肢体进行对比）。

②触碰孩子受伤的部位，看他有无躲避或因疼痛而加重哭闹的现象。

③试着让孩子自己活动受伤的部位，看他能不能完成平时可以完成的动作以及动作有无异常。

如果发现孩子存在异常情况，一定要及时带孩子就医，一般来说通过X线检查，能够比较清晰地判断孩子是否出现骨折情况，及时治疗"小麻烦"，也就不会出现肘外翻、肘内翻等"大麻烦"。

让孩子健健康康、平安顺遂地成长，是所有家长的心愿。像本章第八节中小杰因一时疏忽而骨折，导致长期受肘部畸形困扰的情况，相信所有家长都不愿发生。那么，就让我们从小事学起，防患于未然。当孩子遇到生活中的一些小意外时，家长懂得一些应急处理的方法，就能帮助孩子小事化了，顺利痊愈。

✱ 孩子常见外伤急救方法

擦伤

擦伤多为表皮受伤，伤势比较轻微，常见于孩子摔倒时擦破表皮。

对于很浅、面积较小的伤口，可用碘伏涂抹伤口及周围组织（酒精擦涂会引起剧痛，不建议选择），再用干净的消毒纱布包扎好，小的伤口可贴上创可贴。

如果擦伤面积大、伤口上沾有污物，需要先用生理盐水冲洗伤口。家里没有生理盐水的话，用清水也可以，之后再用碘伏涂抹伤口及周围组织，必要时再涂上抗菌软膏。

如果存在擦伤面积大、伤口比较深且沾有无法自行清洗掉的污物，受伤位置在颜面等部位，伤口有明显肿胀等情况，就需要及时带孩子就医，清创消毒，必要时还要注射破伤风针剂。

割伤

被锋利的器具割伤皮肤，伤口较浅的情况下，处理方法和擦伤类似：止血、消毒、包扎。如果伤口流血不止，需要用到"直接压迫法"止血，即用手指或者

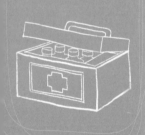

手掌直接压住伤口，依靠压力阻止血流，使伤口处的血液凝成块，或用干净纱布压迫伤口止血。伤口较大的情况下，需要按压伤口并立即就医，医生可能会考虑对伤口作缝合处理。

抓伤

绝大多数的抓伤都是表皮受伤，严重程度视抓挠对象而定。如果是孩子之间玩闹抓伤，那问题不大，按照擦伤处理即可，不久之后就会自然痊愈。但如果孩子被猫、狗等小动物抓伤、咬伤，可以先用肥皂水和流动的自来水交替清洗伤口 3 min 以上，再用 2% ～ 3% 碘伏涂抹伤口，以清除或杀灭局部的病毒，之后需要去医院再次处理伤口并遵循医嘱全程接种狂犬病疫苗，必要时还要注射狂犬病免疫球蛋白。

注意以下这些小动物——禽类、鱼类、昆虫、蜥蜴、龟和蛇等非哺乳类动物，以及小型啮齿类和兔类，被抓伤、咬伤后虽然不会感染和传播狂犬病，但依然需要彻底清洗、消毒伤口，必要时到医院就诊，如果孩子受伤后发热，则更需要就医。

头部摔伤

孩子头朝下摔倒，一定要重视。家长务必注意这些需要立即就医的危险信号：

① 有出血性外伤。

② 摔倒后不哭，意识不清、嗜睡甚至陷入半昏迷状态。

③ 摔倒后几天内出现耳鼻流血、瞳孔大小不一、反复呕吐、精神差或剧烈哭闹不止的情况。

一般来说，孩子摔倒后马上哇哇大哭，家长需密切观察孩子情绪、言语变化，了解局部出血与包块情况，如果在较低位置摔倒且有一定缓冲，则一般脑部受伤的可能性较小，通常进行外伤处理即可。具体的处理方法是先冷敷，这样可以止血、防止血肿增大、减轻组织水肿；24 h 后再热敷，以促进血肿吸收。注意不要揉孩子撞到的头部包块。如果摔倒之处较高或者头部直接着地，孩子伤后哭闹持续时间久甚至出现神情呆滞、呕吐等现象，则需立即就医。

挤压伤

常见于孩子的手指等被门缝夹伤或被重物压伤。家长需要立即观察孩子受伤部位是否出现颜色变化、肿胀等情况。如果疼痛不止，需要考虑骨折或肌肉、韧带和软组织的挤压伤或撕裂伤，这种情况需要固定伤处并立即就医。有的家长会为孩子用书本作临时固定，这样做是正确的，可以防止孩子受到二次损伤。对于相对没那么严重的情况，需要冷敷 20～30 min，不要揉按以免加重伤势，同时视疼痛情况选择是否就医。

刺伤

刺伤的伤口通常比较深，无论伤口表面看起来有多小，都有患破伤风的危险，所以一定要带孩子去医院清创并打破伤风针。需要注意的是，有的孩子踩到钉子受伤却不敢和家里人说，因而耽误了治疗。家长日常需要关注孩子的鞋袜底部是否有血迹，判断孩子是否出现跛行、不愿意行走等特殊状况。

扭伤

孩子不小心扭伤，首先要把受伤部位平放，不要使其受力。等到疼痛缓解后，可让孩子轻轻扭动受伤关节部位，如果能主动活动并且疼痛不剧烈，一般是软组织受伤而非骨折。之后要保证患处得到休息，减少患处活动，尤其不要让患肢承重，扭伤后 1～2 天可以冷敷处理，每 1～2 h 冷敷 1 次，每次 15 min，注意此时不可热敷，否则会加重患处症状。

以脚踝扭伤为例，建议躺着的时候用枕头将脚垫高，坐着的时候将脚放在桌椅上，还可以用弹性加压绷带缠绕扭伤部位，这些方法都有助于减轻肿胀。

如果是很轻微的扭伤，受伤后 1 ～ 2 天，家长可以对孩子的扭伤处进行按摩，促使血液循环加速。一般来说，肢体肿胀与疼痛会随时间推移而逐渐减轻，如正常行走无明显不适，则可以开始循序渐进地恢复日常活动。但如果疼痛持续加重则需尽快就医拍片。

烫伤

"烫伤后立即涂抹香油、牙膏、蜂蜜……"这些土方法只会引起感染、耽误病情！正确的方法应该是紧急处理。

首先需要用冷水冲洗创面，或将患部浸入冷水中，持续 20 ～ 30 min，之后再轻轻剪开、脱下患处衣物（如果衣物与皮肤发生粘连，切记不要硬脱），之后再用凉水（注意，不要用冰块）浸泡患处 30 min，发现水疱不要挑破。紧急处理完后，如果烫伤严重，则立即带孩子就医，不要耽误！

骨折

孩子摔倒后，磕碰的部位出现青紫、肿胀、畸形或难以活动的现象，就要考虑骨折的可能。骨折在儿童群体中非常常见，家长不要过于焦急，一定要冷静下来，完成正确的应急处理再带孩子就医。

任何部位骨折后，首先要做的是制动患处，可以利用手边的道具制作简易夹板、三角巾等，以帮助固定患处，减少疼痛，同时也能防止进一步受伤，但不要包扎得太紧。

① 手指骨折：不要将孩子弯曲的手指扶直，而应直接把支撑物（硬纸板等）固定在手指的弯曲侧，也可将邻近那根没有受伤的手指与受伤的手指包扎在一起。

② 手掌骨折：把支撑物放置在孩子的手背或手掌侧腕关节上，用绷带或布条固定。

③ 足部骨折：可以直接将孩子的鞋子作为支撑物，用绷带或布条固定。

④ 上肢骨折：先把支撑物放置在孩子前臂内侧或上臂外侧，再用绷带

或布条固定，之后用三角巾将孩子受伤的上肢吊在胸前。

⑤下肢骨折：先把支撑物放置在孩子下肢内外侧，再用绷带或布条固定，平躺搬运。也可用三角巾把孩子没有受伤的那条腿与伤腿固定，注意至少固定 3 道，以避免骨折处移动。

⑥特殊类型骨折：脊椎骨折等较为严重的骨折需要等待急救人员到来，其间尽可能不要移动孩子的身体。如果受伤处或其他部位有流血现象，应该立即为孩子按压止血。

7岁以下儿童身高（身长）、体重百分位曲线图

国家卫生健康委发布了《7岁以下儿童生长标准》（WS/T 423—2022），姚京辉主任团队根据此标准制作"7岁以下儿童身高（身长）、体重百分位曲线图"，为各位家长提供孩子生长发育时期最新参考数据。

如何使用百分位曲线图，绘制孩子的生长曲线？

①首先了解曲线图，图的横坐标代表孩子的年龄（月龄），纵坐标代表孩子的身高（身长）或体重。

②测量完身高（身长）、体重后，在横坐标上找到孩子对应的年龄，在纵坐标上找到测量的数值，然后在两者交叉处画一小点。

③参考横坐标的周期给孩子定期测量身高（身长）、体重后，把图上的各点连成线，就得到了孩子的生长曲线。

通过生长曲线，家长可得出一段时间内孩子的生长发育趋势。想要读懂生长曲线，可参考本书第一章第三节。7岁以上孩子的身高、体重发育参考数据，可在第二章对应章节获取。

7岁以下男童身高（身长）百分位曲线图

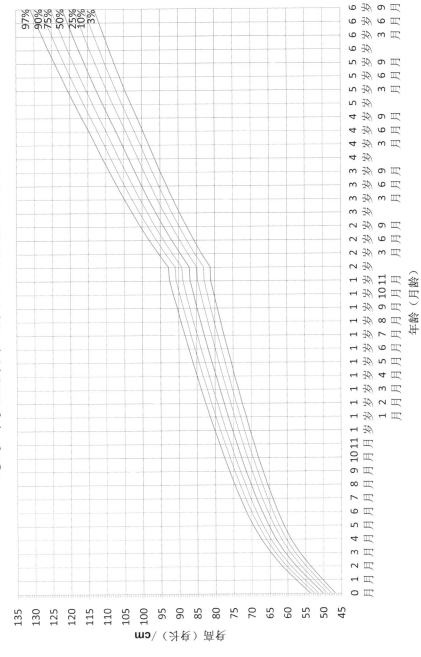

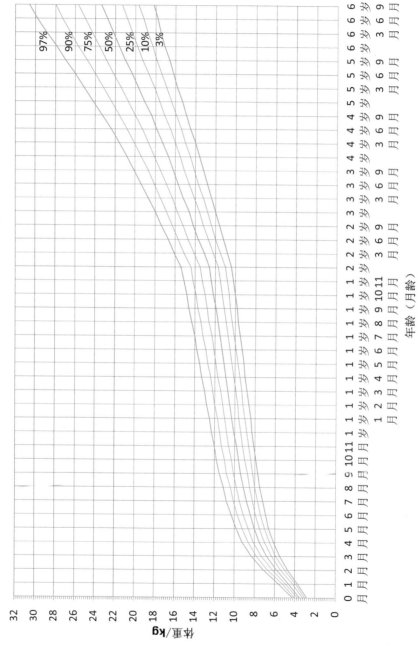

7岁以下男童体重百分位曲线图

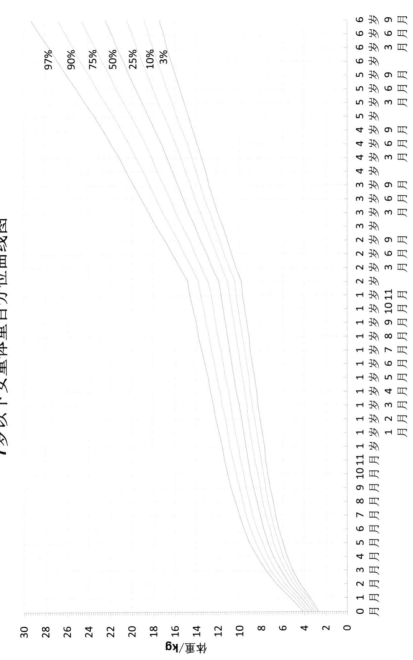

7岁以下女童体重百分位曲线图

附录二

长高营养素及推荐食谱

蛋白质、维生素D、维生素A、钙、锌、磷等营养素对增高助长极为重要，家长要重点为孩子提供富含这些营养的膳食。

蛋白质

蛋白质是人体细胞和组织的重要组成部分，它还构成了参与骨细胞分化、骨形成、骨的再建和更新等过程的骨钙素、骨骼生长因子等物质，对促进儿童生长发育起重要作用。牛奶、鸡蛋、畜肉、禽肉、鱼肉、大豆制品等富含优质蛋白质。

钙

钙是人体内含量较高的矿物质，主要集中于骨骼中，儿童长高与钙的吸收情况有着直接的关系。在日常膳食中，奶制品、豆制品、鱼类、坚果、菠菜、芹菜等含钙量较高。家长帮助孩子补钙的同时建议补充维生素D，以促进对钙的吸收和利用。

维生素 D

维生素D通过维持血清钙、磷的平衡，促进钙、磷的吸收和骨骼的钙化，维持骨骼的正常生长。平时可以让孩子多晒晒太阳、吃深海鱼类以补充维生素D。如果通过药物补充，建议选维生素 D_3，因为它的吸收和转化率很高。

维生素 A

维生素A通过调节细胞的 RNA、DNA 的合成及生长激素的分泌，影响骨细胞的分裂，进而影响骨骼生长。富含维生素A的食物有动物肝脏、蛋黄、奶制品、深色蔬菜等。此外，β- 胡萝卜素在人体内可以转化成维生素A，β- 胡萝卜素主要存在于绿叶蔬菜和黄色蔬果中。

锌

锌与人体内生长激素、肾上腺激素以及胰岛素的合成、分泌有一定关系，缺乏锌将会影响儿童的智力和生长发育。动物内脏、贝类、牛肉、猪肉、蛋黄、小米、芝麻、海带等食物含锌量较高。

磷

磷与钙一样也是构成骨骼的主要物质，合适的钙磷比才能使骨骼正常生长发育。日常饮食中，含磷较多的食物有奶制品、豆制品、牛肉、猪肉、羊肉、鱼类、菠菜、芹菜、苹果等。

富含钙的推荐食材：鲫鱼

鲫鱼中的钙、磷、铁、锌、铜、锰等矿物质的含量比肉类高出 2~3 倍，每 100 g 鲫鱼肉中含钙量高达 54 mg，对儿童来说是很好的补钙食物，有利于其生长发育。

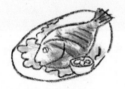

鲫鱼鲜汤

原料		调料	
鲫鱼	2 条	盐	2 g
姜片	适量	食用油	适量
葱段	适量		

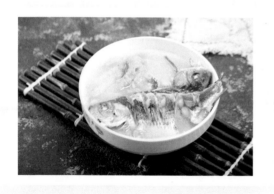

做法

1. 将处理好的鲫鱼清洗干净，鱼身内外轻拍少许盐，鱼腹内塞入一部分姜片，腌制 10 min。
2. 煎锅加热注油，下生姜 1 片煸香，放入鲫鱼，煎至双面微黄焦香，添加足量清水，煮开后转中火继续煮 15 min 左右，至汤色浓稠。
3. 加入盐、葱段，拌匀即可。

富含钙的推荐食材：菠菜

菠菜的含钙量较高，每100g含钙量约为66mg，还富含铁、胡萝卜素、维生素B、维生素K、叶酸以及钾、镁等。不过菠菜中也含有草酸，不利于钙在人体中的吸收，所以日常食用菠菜时，建议先焯水去除草酸。

松仁菠菜

原料		调料	
菠菜	270 g	盐	3 g
松仁	35 g	食用油	适量

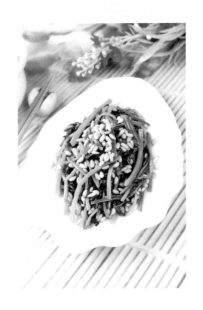

做法
1. 菠菜切成长段，焯水后沥水，待用。
2. 冷锅中倒入油，放入松仁，用小火翻炒出香味，盛出撒上少许盐，拌匀，待用。
3. 锅留底油，倒入菠菜，加入盐，快速翻炒匀。将炒好的菠菜盛出装盘，撒上拌好盐的松仁即可。

富含维生素 D 的推荐食材：干香菇

干香菇是由新鲜香菇晾晒而成的，营养丰富，其所含的维生素 D 是新鲜香菇的 8 倍，这是因为香菇中所含的麦角固醇在紫外线照射下可转化成维生素 D。维生素 D 能促进钙的吸收，可预防儿童佝偻病，对儿童骨骼和牙齿的生长十分有益。干香菇还含有蛋白质、氨基酸和香菇多糖等营养成分，常吃有利于提高儿童抵抗力。

干贝香菇蒸豆腐

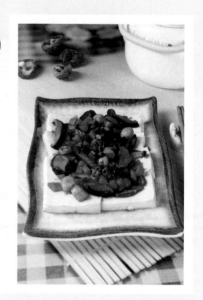

原料		调料	
豆腐	250 g	盐	2 g
水发香菇	100 g	食用油	适量
干贝	40 g		
胡萝卜	80 g		
葱花	少许		

做法

1. 泡发好的香菇切粗条，胡萝卜去皮切成粒，豆腐切成块摆入盘中。
2. 热锅注油烧热，倒入香菇、胡萝卜和干贝，加入盐，翻炒匀，注入少许清水，大火收汁。
3. 将炒好的食材盛出浇在豆腐上，再放入蒸锅中蒸 8 min，出锅时撒上葱花即可。

富含维生素 D 的推荐食材：三文鱼

三文鱼肉质细嫩，营养丰富，不但富含优质蛋白质和多种微量元素，还含有丰富的维生素 D，儿童食用三文鱼能够促进钙的吸收，对生长发育很有帮助。此外，三文鱼还富含 ω-3 不饱和脂肪酸，是脑部、视网膜及神经系统发育所必需的物质，对儿童脑神经细胞发育和视觉发育起至关重要的作用。

三文鱼豆腐汤

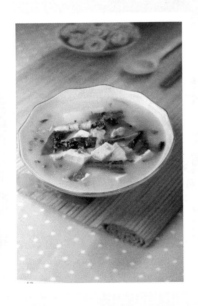

原料		调料	
三文鱼	100 g	盐	2 g
豆腐	150 g	食用油	适量
莴笋叶	50 g		
葱花	少许		

做法

1. 莴笋叶切段，豆腐切成小方块。
2. 三文鱼切成片，装入碗中，加入少许盐，拌匀，再倒入适量食用油，腌渍 10 min。
3. 锅中注水烧开，淋入食用油，倒入豆腐块，搅匀，煮沸，再倒入莴笋叶和三文鱼，搅匀，煮熟。
4. 将煮好的汤料盛入碗中，撒上葱花即可。

富含维生素 A 的推荐食材：猪肝

猪肝中含有丰富的维生素 A，维生素 A 除了有利于保护儿童的眼睛，还是生长促进剂，对儿童生长发育很重要。猪肝还是常用的补血食品。其中铁以血红素铁的形式存在，这是最容易被人体消化系统吸收利用的形式。

胡萝卜猪肝粥

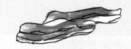

原料		调料	
水发大米	200 g	盐	2 g
胡萝卜	60 g	食用油	适量
猪肝	60 g		
葱花	3 g		

做法

1. 胡萝卜去皮切丁。
2. 锅中注水烧开，倒入猪肝煮至熟软，捞出切成丁。
3. 砂锅中注水烧开，倒入大米，拌匀，煮约 30 min 至大米熟软。
4. 倒入猪肝、胡萝卜拌匀，继续煮 5 min，加入少许盐，撒入葱花，拌匀即可。

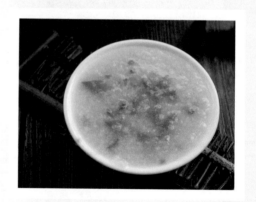

富含维生素 A 的推荐食材：胡萝卜

胡萝卜不仅富含维生素 A，还富含 β- 胡萝卜素，β- 胡萝卜素进入人体内，会在胃肠内的酶作用下合成更多维生素 A。维生素 A 对预防和治疗夜盲症有极佳的效果，还能维持人体骨骼正常生长，对细胞的生长和繁殖有促进作用。此外，胡萝卜所含的矿物质也比较丰富，包括钙、钾、磷等，能促进牙齿、骨骼发育。

胡萝卜炒木耳

原料		调料	
胡萝卜	100 g	盐	2 g
水发木耳	70 g	食用油	适量
葱段	少许		
蒜末	少许		

做法

1. 洗净的木耳切小块，胡萝卜洗净、去皮、切片。
2. 木耳和胡萝卜分别放入开水锅中焯水至断生，捞出沥水待用。
3. 用油起锅，放入蒜末，爆香，倒入焯过水的木耳和胡萝卜，快速炒匀，加入少许盐，撒上葱段，用中火翻炒至食材熟透即可。

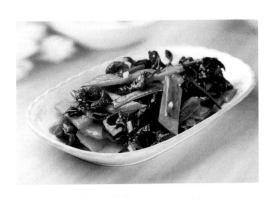

富含锌的推荐食材：猪瘦肉

猪瘦肉不仅富含锌，还含有较多的钙、镁、磷、钠、钾等人体所需矿物质，其优质蛋白质可为生长发育提供足够多的营养，其血红素（有机铁）和促进铁吸收的半胱氨酸能提供人体所需的脂肪酸，改善缺铁性贫血。

肉末胡萝卜炒青豆

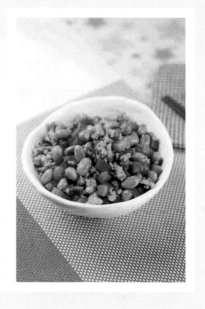

原料		调料	
猪肉末	90 g	盐	2 g
青豆	90 g	食用油	适量
胡萝卜	90 g		

做法

1. 胡萝卜去皮切粒。
2. 胡萝卜粒和青豆分别焯水至断生。
3. 用油起锅，倒入肉末，炒至转色，倒入胡萝卜和青豆翻炒匀。
4. 加入盐，拌炒匀即可。

富含锌的推荐食材：海带

海带中含有丰富的岩藻多糖、膳食纤维、氨基酸以及多种矿物质，特别是碘元素和锌元素。还含有牛磺酸、卵磷脂和谷氨酸等健脑因子。学龄前儿童常吃海带，有助于智力发育，对骨骼和牙齿的生长也十分有益，还能促进胃肠蠕动，增强免疫力。

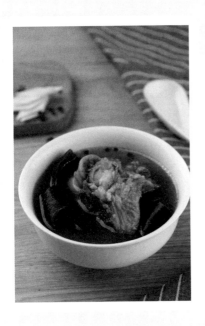

海带筒骨汤

原料

筒骨	200 g
水发海带	200 g
姜片	少许
葱花	少许

调料

盐	2 g

做法

1. 将泡发好的海带洗净，切成条形，再打成结。
2. 筒骨放入锅中焯水，捞出，放入凉水中洗净。
3. 砂锅中倒入海带、筒骨，放入姜片，加足量清水，盖上盖，用大火煮开后转小火煮 1 h。
4. 加入盐，拌匀，撒上葱花即可。

富含磷的推荐食材：豆腐

豆腐有"固体牛奶"之称，其营养结构和牛奶相似，含有丰富的蛋白质和钙质，是儿童补充营养的佳品。此外，豆腐还含有磷、铁、镁等有利于孩子骨骼健康生长的微量元素，每100 g豆腐中平均含磷119 mg。

猪血韭菜豆腐汤

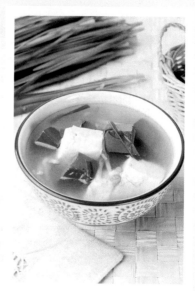

原料

豆腐	150 g
猪血	150 g
韭菜	50 g
黄豆芽	50 g

调料

| 盐 | 2 g |
| 芝麻油 | 适量 |

做法

1. 豆腐和猪血切小块，韭菜和黄豆芽切成段。
2. 砂锅注水烧开，倒入豆腐块、猪血块，拌匀，煮沸。
3. 放入黄豆芽和韭菜，拌匀，煮约3 min至熟。
4. 加入盐，淋入芝麻油，搅拌至入味即可。

富含磷的推荐食材：牛肉

牛肉号称"肉中娇子"，除了富含磷、钾、镁、锌、硒、氨基酸等有助于人体长高的必要营养之外，其蛋白质含量高，脂肪含量低，且富含铁，有利于预防和改善缺铁性贫血。牛肉中肌氨酸含量也比其他食物高，对增长肌肉、强壮骨骼特别有效。

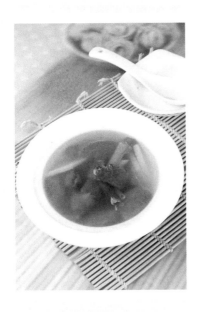

胡萝卜牛肉汤

原料		调料	
牛肉	125 g	盐	1 g
去皮胡萝卜	100 g		
姜片	少许		
葱段	少许		

做法

1. 胡萝卜、牛肉切块。
2. 牛肉汆去血水，捞出待用。
3. 砂锅注水烧开，倒入牛肉，放入姜片，搅匀用大火煮开后转小火炖 1 h 至牛肉熟软。加入胡萝卜搅匀，继续煮 30 min。
4. 加入盐，放入葱段，拌匀即可。

附录三

儿童膳食营养搭配与长高特别食谱推荐

婴幼儿期（0～2岁）宝宝的三餐搭配推荐

0～6月龄婴儿的消化器官和排泄器官尚未发育成熟，消化吸收食物的能力及代谢废物的排泄能力较弱。母乳既可提供优质、全面、充足的营养，满足婴儿生长发育的需要，又能较好地适应其尚未发育成熟的消化能力，是最理想的食物。

对于7～24月龄的婴幼儿来说，母乳或配方奶仍然是重要的营养来源，但单一的母乳喂养已经不能完全满足其对能量以及营养的需求，必须摄入其他营养丰富的食物。一般来说，婴幼儿满6个月就到了添加辅食的适宜年龄，但添加辅食是一个循序渐进的过程，不可操之过急，需要遵循由少到多、由稀到稠、由细到粗、从软到硬的原则。刚开始添加辅食时，食物要单一，如果孩子没有出现消化不良的表现，再慢慢添加辅食种类。辅食可以从简单的米汤或米粉开始添加，如果孩子消化及各方面良好，再添加蔬菜，制成胡萝卜粥、青菜粥等，最后增加肉类。

婴幼儿期宝宝一日三餐搭配举例一

早餐 ✔	**鱼肉海苔粥**
午餐 ✔	**马铃薯胡萝卜菠菜饼**
加餐 ✔	原味饼干棒、迷你饭团
晚餐 ✔	拌茄泥、**什锦蔬菜稀饭**

婴幼儿期宝宝长高特别食谱：早餐

鱼肉海苔粥

原料

鲈鱼肉	60 g
小白菜	30 g
大米	65 g
海苔	少许

做法

1. 小白菜、海苔切碎。
2. 鲈鱼肉切块，去除鱼皮，放入蒸锅中蒸熟，晾凉后剁碎成泥。
3. 砂锅中注水，放入大米，搅拌开，煮 30 min 至米粒软烂。
4. 加入小白菜和鱼肉泥，拌匀，继续煮 5 min，最后加入海苔碎，拌匀即可。

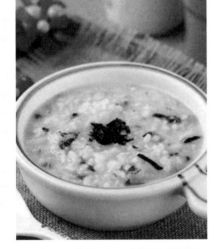

婴幼儿期宝宝长高特别食谱：午餐

马铃薯胡萝卜菠菜饼

原料		调料	
胡萝卜	70 g	盐	2 g
马铃薯	50 g	芝麻油	适量
菠菜	65 g	食用油	适量
鸡蛋	2 个		
面粉	150 g		

做法

1. 马铃薯和胡萝卜去皮后切成薄片。
2. 菠菜、马铃薯和胡萝卜分别放入沸水锅中焯至断生，晾凉后切碎。
3. 鸡蛋打入碗中，加入盐，放入菠菜、马铃薯和胡萝卜，拌匀，倒入面粉，拌匀，淋入芝麻油，拌匀，制成面糊。
4. 煎锅内注入食用油烧热，倒入面糊，摊成饼状，煎熟，分切成三角形即可。

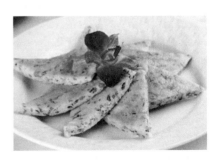

婴幼儿期宝宝长高特别食谱：晚餐

什锦蔬菜稀饭

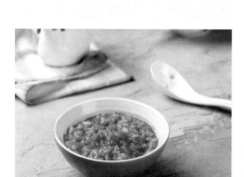

原料

红薯	85 g
南瓜	50 g
胡萝卜	40 g
米饭	160 g

做法

1. 胡萝卜去皮切粒，红薯去皮切条，南瓜去皮切片。
2. 将南瓜和红薯蒸熟，压成泥。
3. 汤锅注水烧开，倒入胡萝卜粒，加入米饭，搅散拌匀，煮 20 min 至米粒软烂。
4. 放入南瓜泥和红薯泥，拌匀，煮沸即可。

婴幼儿期宝宝一日三餐搭配举例二

早餐 ✔	菠菜山药米糊
午餐 ✔	鲈鱼西蓝花粥、青菜蒸豆腐
加餐 ✔	奶香紫薯泥
晚餐 ✔	面包水果粥、杂蔬丸子

婴幼儿期宝宝长高特别食谱：早餐

菠菜山药米糊

原料

山药	100 g
菠菜	100 g
米粉	100 g

做法

1. 菠菜洗净切成段，放入沸水中焯至断生，捞出晾凉，放入榨汁机里，加入适量清水，榨成菠菜糊。
2. 山药去皮，上锅蒸熟，放凉后压成泥。
3. 奶锅中加入适量水烧开，倒入菠菜糊、米粉和山药泥，边煮边搅拌，直至米糊煮沸。

婴幼儿期宝宝长高特别食谱：午餐

青菜蒸豆腐

原料		**调料**	
豆腐	100 g	水淀粉	5 mL
上海青	60 g		
熟蛋黄	1 个		

做法

1. 上海青放入沸水中焯至断生，晾凉后切碎。
2. 豆腐剁碎，熟蛋黄捣成末。
3. 取碗，倒入豆腐泥、上海青，淋入水淀粉，拌匀，抹平，再均匀地撒上蛋黄末，放入蒸锅蒸 8 min 即可。

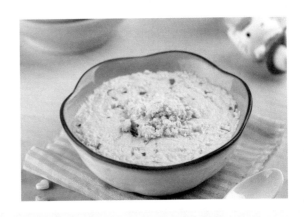

婴幼儿期宝宝长高特别食谱：晚餐

杂蔬丸子

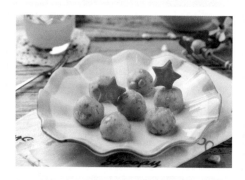

原料

		调料	
马铃薯	200 g	盐	1 g
胡萝卜	70 g	生粉	适量
玉米粒	30 g		

做法

1. 马铃薯去皮切小块，胡萝卜去皮切成片。
2. 胡萝卜和玉米粒分别放入沸水中焯至断生，晾凉后把胡萝卜切碎。
3. 马铃薯蒸熟后压成泥。
4. 把马铃薯泥、胡萝卜、玉米粒装入碗中，加入盐、生粉，拌匀，捏成数个小丸子，上锅蒸 5 min 即可。

幼儿期（3～5岁）宝宝的三餐搭配推荐

与婴幼儿期相比，3～5岁的儿童生长发育的速度稍有下降，但仍处于较高的水平，对营养的需要量相对较高。因此需要制订科学合理、营养均衡的幼儿食谱，保证幼儿每日膳食中有充足、丰富的营养。具体需要做到以下几点：

① 重视食物颜色、品种的多样化，让孩子对食物产生兴趣。

② 主食以谷类为主，注意粗细粮的合理搭配。

③ 新鲜蔬菜和水果每日不可少。

④ 经常吃适量的鱼、禽、蛋、瘦肉。

⑤ 坚持每天饮奶，常吃大豆及豆制品。

⑥ 膳食清淡少盐，正确选择零食，少喝含糖量高的饮料。

2岁以后，孩子能吃的食物越来越多了，可接受硬度更高一些的食物，此阶段的饮食慢慢向成人化饮食贴近，但辅食质地仍要比成人的细、软、烂。由于此阶段孩子的学习能力和自主能力逐渐加强，父母要帮助孩子养成良好的膳食习惯，避免厌食、排食等情况发生。

幼儿期宝宝一日三餐搭配举例一

早餐 ✓	鲜肉蛋羹、**西蓝花香菇粥**
午餐 ✓	**冬瓜肉丸汤**、豌豆鸡丁炒饭
加餐 ✓	坚果饼干、酸奶
晚餐 ✓	虾仁蔬菜稀饭、**三色饭团**

幼儿期宝宝长高特别食谱：早餐

西蓝花香菇粥

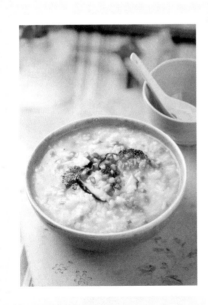

原料		调料	
西蓝花	50 g	盐	2 g
胡萝卜	50 g		
水发香菇	2 朵		
水发大米	100 g		
葱花	少许		

做法

1. 胡萝卜去皮切成小丁，水发香菇切成片，西蓝花切小块。
2. 砂锅中加水烧开，倒入水发大米，大火煮开后转小火煮 30 min 至米粒软烂。
3. 倒入香菇片、胡萝卜丁、西蓝花块拌均匀，继续煮 10 min 至食材熟软。
4. 放入少许盐，拌匀，撒上葱花即可。

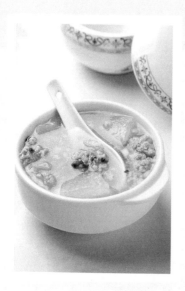

幼儿期宝宝长高特别食谱：午餐

冬瓜肉丸汤

原料		调料	
冬瓜	300 g	盐	2 g
瘦肉末	150 g	淀粉	3 g
葱花	5 g	食用油	少许

做法

1. 冬瓜去皮切成小块。
2. 瘦肉末装入碗中，倒入盐、淀粉拌匀，捏成肉丸。
3. 砂锅注水，淋入食用油，烧开后调至中小火，放入肉丸和冬瓜，煮 15 min 至食材熟软。
4. 加入盐，拌匀，再撒上葱花即可。

幼儿期宝宝长高特别食谱：晚餐

三色饭团

原料	
菠菜	45 g
胡萝卜	35 g
热米饭	90 g
熟蛋黄	25 g

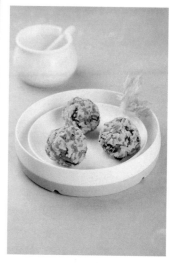

做法

1. 熟蛋黄碾成末，胡萝卜去皮切薄片。
2. 菠菜和胡萝卜分别焯水至断生，捞出沥干水分后切碎。
3. 取一大碗，倒入米饭、菠菜、胡萝卜，放入蛋黄末，搅拌至有黏性。
4. 将拌好的米饭制成大小均匀的饭团即可。

幼儿期宝宝一日三餐搭配举例二

早餐 ✔	**虾仁蔬菜稀饭**、核桃发糕
午餐 ✔	鸡肉番茄汤、**时蔬肉饼**、杂粮饭
加餐 ✔	儿童奶酪棒、时令水果
晚餐 ✔	番茄牛肉面、**鳕鱼蒸鸡蛋**

幼儿期宝宝长高特别食谱：早餐

虾仁蔬菜稀饭

原料		调料	
虾仁	30 g	盐	2 g
胡萝卜	35 g	食用油	少许
秀珍菇	55 g		
米饭	120 g		
高汤	300 mL		
葱花	3 g		

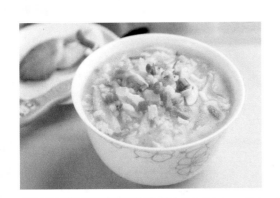

做法

1. 虾仁焯水至变色，捞出晾凉后切碎。
2. 胡萝卜去皮切成丁，秀珍菇切细丝。
3. 砂锅中倒入高汤，淋入食用油，加入胡萝卜、虾仁、秀珍菇，倒入米饭，拌匀，烧开后用小火煮约 20 min 至食材熟透。
4. 加入盐，拌匀，撒上葱花即可。

幼儿期宝宝长高特别食谱：午餐

时蔬肉饼

原料		调料	
菠菜	50 g	盐	2 g
番茄	85 g		
马铃薯	85 g		
芹菜	50 g		
肉末	75 g		

做法

1. 番茄去皮切碎，芹菜切碎。
2. 菠菜焯水至断生，捞出晾凉后切碎。
3. 马铃薯去皮切成片，上锅蒸熟后压成泥。
4. 将肉末、马铃薯泥、番茄、菠菜、芹菜装入碗中，加入盐，拌匀，放入模具中压实，制成肉饼坯，上锅蒸熟即可。

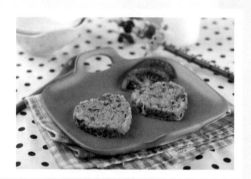

幼儿期宝宝长高特别食谱：晚餐

鳕鱼蒸鸡蛋

原料		调料	
鳕鱼	100 g	盐	1 g
鸡蛋	2 个		

做法

1. 鳕鱼上锅蒸熟，晾凉后切碎。
2. 鸡蛋打入碗中，加入盐，打散，放入一部分鳕鱼碎，拌匀，上锅蒸熟。
3. 将蒸好的鸡蛋羹取出，再放上剩余的鳕鱼碎即可。

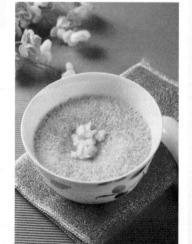

学龄期（6～10岁）孩子的三餐搭配推荐

6～10岁的孩子正处于学龄期，体力、脑力活动量大，基础代谢率高，能量和营养素的需求相对高于成人。合理且充足的营养是学龄期孩子智力和身体发育的重要物质保障。在这个阶段要通过食物多样化来保障孩子的营养摄入，三餐合理规划，营养搭配，并且做到清淡饮食，保证营养齐全。具体要做到以下几点：

① 食物多样化，粗细搭配，平衡膳食。

② 保证鱼、禽、蛋、肉、奶类及豆类等食物的供应，牛奶每天300 mL左右。

③ 吃富含铁和维生素C的食物。

④ 常吃含维生素D的食物，同时保证充足的户外活动，有利于钙的吸收和利用。

⑤ 保证吃好早餐，早餐的食量应相当于1/3全日量。

⑥ 少吃零食，不挑食、不偏食或暴饮暴食。

学龄期是儿童学习营养知识、养成健康的生活方式、提高身体素质的关键时期，家长在时刻关注孩子营养情况和发育情况的同时，还应引导儿童养成良好的饮食习惯以及生活习惯。

学龄期孩子一日三餐搭配举例一

早餐 ✓	番茄奶酪烤吐司、紫薯燕麦粥
午餐 ✓	虾仁四季豆、奶香牛骨汤、杏鲍菇煎牛肉粒、米饭
加餐 ✓	鲜牛奶、栗子糕
晚餐 ✓	鱼丸炖鲜蔬、清蒸多宝鱼、素面

学龄期孩子长高特别食谱：早餐

番茄奶酪烤吐司

原料

吐司	2 片
奶酪	1 片
番茄	半个
生菜	40 g

做法

1. 番茄切成片。
2. 将 2 片吐司装入烤盘，其中 1 片吐司放上奶酪，均放入预热好的烤箱中，以上火 190 ℃、下火 190 ℃烤 15 min。
3. 取出烤好的吐司，将番茄、生菜夹在吐司中，沿着对角线切成三角形即可。

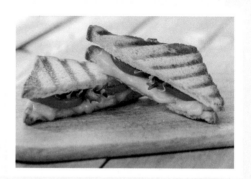

学龄期孩子长高特别食谱：午餐

虾仁四季豆

原料

		调料	
四季豆	200 g	盐	4 g
虾仁	70 克	料酒	4 mL
姜片	少许	食用油	适量
蒜末	少许		

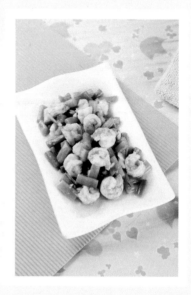

做法

1. 四季豆切成段，焯水至断生。
2. 虾仁去除虾线，加入少许盐，抓匀，腌制 10 min。
3. 用油起锅，放入姜片、蒜末爆香，倒入虾仁和四季豆，炒匀，淋入料酒，炒香，加入盐，拌炒均匀即可。

学龄期孩子长高特别食谱：晚餐

清蒸多宝鱼

原料		调料	
多宝鱼	1 条	蒸鱼豉油	10 mL
姜片	适量	盐	2 g
姜丝	适量	食用油	适量
葱丝	适量		

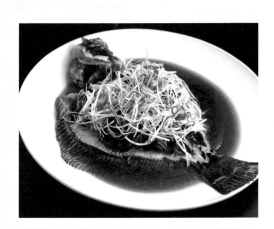

做法

1. 多宝鱼洗净装入盘中，放入姜片，撒上少许盐，腌制 10 min。
2. 蒸锅上火烧开，放入盘子，用大火蒸约 10 min 至鱼肉熟透。
3. 取出蒸熟的多宝鱼，趁热撒上姜丝、葱丝。
4. 用油起锅，加少许清水，倒上蒸鱼豉油，拌匀，制成味汁，浇在蒸好的鱼肉上即可。

学龄期孩子一日三餐搭配举例二

早餐 ✓	西蓝花虾皮蛋饼、八宝粥
午餐 ✓	老南瓜粉蒸排骨、芹菜炒香干、米饭
加餐 ✓	燕麦香蕉奶昔、鸡蛋糕
晚餐 ✓	海米香菇油菜、海带牛肉汤、巴沙鱼豌豆饺

学龄期孩子长高特别食谱：早餐

西蓝花虾皮蛋饼

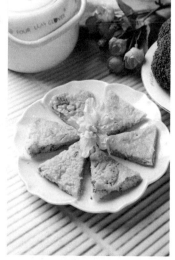

原料		调料	
西蓝花	100 g	盐	2 g
鸡蛋	2 个	食用油	适量
虾皮	10 g		
面粉	100 g		

做法

1. 西蓝花切小朵，鸡蛋打散制成蛋液。
2. 取碗，倒入面粉，加入盐、蛋液、虾皮和西蓝花，将所有食材充分搅拌匀。
3. 取平底锅，倒入适量食用油，放入面糊铺平，煎至两面金黄色。
4. 取出煎好的蛋饼，切去边缘不平整的部分，再切成三角状即可。

学龄期孩子长高特别食谱：午餐

老南瓜粉蒸排骨

原料		调料	
老南瓜	500 g	盐	2 克
排骨	400 g	食用油	适量
蒸肉粉	100 g		
蒜末	适量		
葱花	适量		

做法

1. 老南瓜去皮、去瓤。
2. 排骨斩块，装入碗中，放入蒜末和蒸肉粉，抓匀，再加入盐和食用油，拌匀。
3. 将排骨装入南瓜里，放入蒸锅蒸 30 min。
4. 把蒸好的南瓜排骨取出，撒上葱花即可。

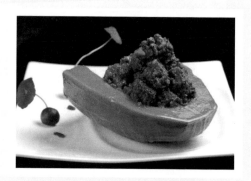

学龄期孩子长高特别食谱：晚餐

海带牛肉汤

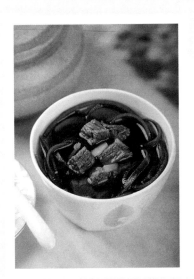

原料

牛肉	150 g
水发海带丝	100 g
姜片	少许
葱段	少许

调料

| 盐 | 2 g |
| 食用油 | 适量 |

做法

1. 牛肉切丁，汆去血沫。
2. 砂锅注水烧热，倒入牛肉丁，淋入食用油，放入姜片、葱段，煮约 30 min 至食材熟透。
3. 倒入水发海带丝，继续煮 15 min，加入盐，拌匀即可。

青春期（11 ～ 18 岁）孩子的三餐搭配推荐

青春期是指儿童逐渐发育成为成年人的过渡时期，是身高增长高峰期，也是生长发育的最后关键时刻。因此家长应该为青春期孩子提供丰富、均衡的膳食，多补充一些富含钙质、微量元素的食物，为身高增长提供足够的营养。青春期孩子的饮食要遵循以下几点：

① 主食以谷类为主，适当增加一些粗杂粮，每顿都要吃饱。

② 多吃富含优质蛋白质的食物，如鸡蛋、鱼、禽、畜肉、大豆及豆制品等。

③ 牛奶每天不少于 300 mL，保证骨骼、牙齿健康生长发育。

④ 每周吃一次动物肝脏，预防青春期容易出现的缺铁性贫血。

⑤ 每日都要补充新鲜蔬菜和水果。

由于青春期的孩子生长发育迅速，也要注意规律饮食，忌暴饮暴食。在正常饮食之后尽量少吃高糖分、高热量、高脂肪的零食，如巧克力、冰激凌、奶茶、糖果以及含糖饮料，以免出现体重快速增长，导致肥胖的情况。

青春期孩子一日三餐搭配举例—

早餐 ✔	**小米南瓜粥**、杂蔬薯饼
午餐 ✔	牛肉条炒西蓝花、**菠菜鸡蛋饼**、米饭
加餐 ✔	苹果番茄汁、坚果酸奶
晚餐 ✔	**肉末蒸蛋**、鲜肉小馄饨

青春期孩子长高特别食谱：早餐

小米南瓜粥

原料

| 小米 | 100 g |
| 南瓜 | 200 g |

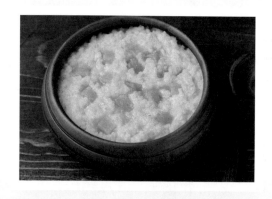

做法

1. 南瓜去皮去瓤切成方块，小米淘洗干净。

2. 砂锅加水烧开，放入小米煮10 min。

3. 加入南瓜，小火熬20 min，熬至食材黏稠。

青春期孩子长高特别食谱：午餐

菠菜鸡蛋饼

原料		调料	
菠菜	150 g	盐	2 g
鸡蛋	2 个	食用油	少许
火腿肠	30 g		

做法

1. 菠菜洗净，火腿肠切丁。
2. 菠菜焯水至断生，捞出晾凉，切成段。
3. 碗中打入鸡蛋，打散，放入菠菜段，加入盐，拌匀，再放入火腿丁，继续搅拌匀。
4. 锅中注油烧热，倒入鸡蛋液，煎至两面金黄即可。

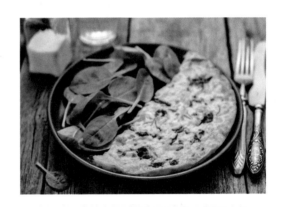

青春期孩子长高特别食谱：晚餐

肉末蒸蛋

原料		调料	
鸡蛋	3 个	盐	2 g
肉末	50 g	生抽	2 mL
葱花	少许	食用油	适量

做法

1. 鸡蛋打入碗中，加入清水，水和蛋的比例 2 : 1，搅拌均匀。
2. 加入肉末和盐，充分搅拌均匀，淋入食用油。
3. 蒸锅注水烧开，放入蛋液，蒸 8 min。
4. 取出蒸好的鸡蛋羹，淋入生抽，撒上葱花即可。

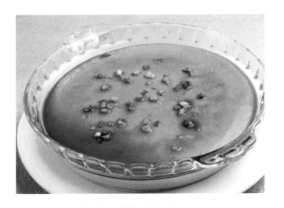

青春期孩子一日三餐搭配举例二

早餐 ✔	五谷豆浆、蔬菜鸡肉拌面、**鸡蛋猪肉粥**
午餐 ✔	**番茄金针菇肥牛**、白萝卜豆腐汤、白芍生菜、米饭
加餐 ✔	黑米糕、胡萝卜汁
晚餐 ✔	**荷塘小炒**、白菜粉丝丸子汤、粉丝素包

青春期孩子长高特别食谱：早餐

鸡蛋猪肉粥

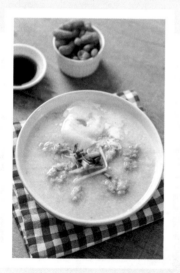

原料		调料	
水发大米	100 g	盐	2 g
鸡蛋	1 个		
猪肉末	30 g		
葱花	少许		
姜丝	少许		

做法

1. 砂锅注水烧热，倒入水发大米，搅拌匀，煮 25 min 至米粒熟软。
2. 放入猪肉末和姜丝，煮 5 min。
3. 加入盐，搅拌均匀，再打入鸡蛋，煮至鸡蛋熟透。
4. 将煮好的粥盛入碗中，撒上葱花即可。

青春期孩子长高特别食谱：午餐

番茄金针菇肥牛

原料		调料	
肥牛卷	200 g	盐	3 g
金针菇	150 g	生抽	5 mL
番茄	半个	食用油	适量
葱段	适量	白糖	适量
姜片	适量		
蒜片	适量		

做法

1. 金针菇撕成小束，番茄切块。
2. 锅中注油烧热，放葱段、蒜片爆香，加入肥牛卷、生抽翻炒至肥牛卷变白，盛出备用。
3. 锅底留油烧热，放姜片炒香，加入番茄、金针菇，加水没过食材煮 5~6 min。
4. 加入白糖、盐，拌匀，倒入肥牛，煮 4~5 min 即可。

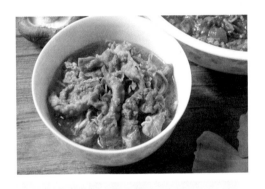

青春期孩子长高特别食谱：晚餐

荷塘小炒

原料		调料	
莲藕	90 g	盐	3 g
胡萝卜	40 g	食用油	适量
水发木耳	30 g		
荷兰豆	30 g		
百合	30 g		
蒜末	适量		

做法

1. 莲藕去皮切片，胡萝卜去皮切片，水发木耳切块。
2. 热锅注油，倒入蒜末爆香，倒入莲藕、木耳、荷兰豆、百合翻炒熟。
3. 加入盐，翻炒匀即可。